PERINATAL CARE
ペリネイタルケア 2018年 新春増刊

術前・術中・術後のアセスメント&ケア
を時系列で網羅！

帝王切開バイブル

編著

聖隷浜松病院産婦人科・
総合周産期母子医療センター 部長
村越 毅

メディカ出版

はじめに

　ハイリスク妊娠の増加と分娩数の減少により、帝王切開分娩率は年々増加し、現在は全分娩の約20％（一般病院約25％、診療所約14％）が帝王切開分娩です。また、周産期センターなどの施設では50％以上が帝王切開分娩というところもあります。そのため、周産期医療に関わるスタッフは、経腟分娩と同様に帝王切開分娩についての知識が今まで以上に求められています。助産師においても経腟分娩の直接介助のみでなく、帝王切開術の直接介助（器械出し）も含めて分娩介助として知っておく必要があるかもしれません。もはや、帝王切開分娩も普通の分娩方法の一つとして、私たち周産期医療に関わるスタッフは考えなければいけないかもしれません。帝王切開分娩の内容を理解することは、分娩管理の幅を広げる大切なことと考えます。基本的には経腟分娩も帝王切開分娩も分娩として変わることはありませんが、術前・術後の管理や、麻酔、疼痛管理、母乳育児など、帝王切開分娩ならではの対応も必要となります。これらの内容を医学的知識のみならず、看護の視点からも対応できるように本増刊を企画しました。特に、医療技術面では実際の写真や図を中心に分かりやすく解説しています。

　本増刊では、選択的（予定）帝王切開術を中心に、手術の適応から、術前の確認事項、麻酔方法、術式、術中の器械出し、術後のアセスメントとケア、術後の合併症、母乳育児などについて、必要な知識や行うべき内容を時系列で網羅しています。また、緊急帝王切開術、超緊急帝王切開術（グレードA）、無痛分娩から帝王切開術への移行、早産児の帝王切開術、帝王切開術から子宮全摘出術への移行など、特殊な帝王切開術、さらに、特別なケアが必要なケースやグリーフケア、死戦期帝王切開術や胎児治療など、帝王切開術関連の最新手術についても解説し、助産師・看護師、研修医のみならず、ベテランの医師にとっても知識の整理に役立つような一冊を目指しました。本書が帝王切開分娩に関わる医療スタッフ全てにとってのバイブルとなることを願っています。

聖隷浜松病院産婦人科・
総合周産期母子医療センター 部長
村越　毅

術前・術中・術後のアセスメント&ケア
を時系列で網羅！

帝王切開バイブル

PERINATAL CARE
ペリネイタルケア 2018年 新春増刊

編著　聖隷浜松病院産婦人科・総合周産期母子医療センター 部長　村越 毅

- ●はじめに ——————————————————————— 3
- ●編集・執筆者一覧 ——————————————————— 6

第1章　選択的帝王切開分娩の流れ

【適応・施行時期】 01. 母体適応・胎児適応、母児のリスクを鑑みた施行時期 —— 8

【術前】 01. 出産前教室・保健指導 ———————————————— 16
　　　　02. バースプラン ——————————————————— 24
　　　　03. 手術同意書 ———————————————————— 29
　　　　04. 事前に行う検査 —————————————————— 33

【術中】 01. 直前の準備 ———————————————————— 38
　　　　02. 麻　酔 —————————————————————— 42
　　　　03. 手　順 —————————————————————— 52
　　　　04. 器械出し ————————————————————— 65
　　　　05. 早期母子接触 ——————————————————— 75

【術後】 01. 帰室直後のアセスメントとケア ————————————— 83
　　　　02. 帰室後2時間までのアセスメントとケア ————————— 91
　　　　03. 帰室後6時間までのアセスメントとケア ————————— 95
　　　　04. 帰室後24時間までのアセスメントとケア ———————— 100
　　　　05. 母子同室 ————————————————————— 104
　　　　06. 血栓の予防 ———————————————————— 110
　　　　07. 早期離床 ————————————————————— 116
　　　　08. 飲水と食事 ———————————————————— 123
　　　　09. 創部のケアと疼痛管理 ——————————————— 128
　　　　10. 術後の清潔 ———————————————————— 135

Contents

11. メンタルサポート～雰囲気づくりと振り返りの大切さ～ ─── 139
12. 母乳育児支援 ─── 145
13. 1カ月健診時のアセスメント ─── 153

【新生児のケア】
01. 帝王切開分娩で生まれた児のアセスメントとケア ─── 158
02. 帝王切開分娩で生まれた児に起こりやすい合併症 ─── 167

第2章 術後合併症への対応

01. 帝王切開術後血腫 ─── 176
02. 創部縫合不全・離開 ─── 178
03. 麻酔合併症 ─── 180
04. 膀胱・腸管の損傷 ─── 182
05. 産褥熱 ─── 184
06. 深部静脈血栓症・肺血栓塞栓症 ─── 187
07. 腸閉塞 ─── 190
08. 硬膜穿刺後頭痛 ─── 193

第3章 特別なケアが必要なケース

01. 無痛分娩から帝王切開術への移行 ─── 198
02. 早産・FGRの帝王切開術 ─── 202
03. 緊急帝王切開術・超緊急帝王切開術（グレードA） ─── 207
04. 帝王切開術から子宮全摘出術への移行 ─── 213
05. 母体急変時対応と妊産婦死亡の場合の対応 ─── 221
06. グリーフケア ─── 226

第4章 最新手術

01. EXITによる胎児治療 ─── 232
02. 死戦期帝王切開術 ─── 238

● 索引 ─── 244

表紙・本文デザイン／安楽麻衣子　本文イラスト／中村恵子

編集・執筆者一覧（50音順）

【編集】

村越 毅　　聖隷浜松病院産婦人科・総合周産期母子医療センター 部長

【執筆】

新垣 達也　　昭和大学医学部産婦人科学講座 助教
五日市 美奈　　新潟大学医学部産科婦人科学教室 特任助教
入駒 慎吾　　株式会社LA Solutions（無痛分娩コンサルティング）代表取締役CEO／産婦人科専門医兼麻酔科専門医
江原 友美　　昭和大学病院総合周産期母子医療センター（産科部門）MFICU 助産師
大城 まゆみ　　沖縄県立中部病院総合周産期母子医療センター周産期・MFICU 師長、助産師
荻田 和秀　　りんくう総合医療センター産婦人科 部長
菊池 新　　愛仁会高槻病院総合周産期母子医療センター新生児小児科 医長
木保 真希子　　杏林大学医学部付属病院産科病棟 副主任、助産師
倉知 未風亜　　愛仁会高槻病院看護部MFICU病棟 助産師
今野 寛子　　聖隷浜松病院総合周産期母子医療センター
杉浦 弘　　聖隷浜松病院総合周産期母子医療センター新生児科 主任医長
鈴木 香恵子　　聖隷浜松病院産科病棟 助産師
鈴木 翔子　　昭和大学病院総合周産期母子医療センター（産科部門）MFICU 助産師
関沢 明彦　　昭和大学医学部産婦人科学講座 教授
関根 真弓　　埼玉医科大学総合医療センター総合周産期母子医療センター 看護師
芹沢 麻里子　　浜松医療センター産婦人科周産期・メディカルバースセンター 副センター長兼医長
髙橋 雄一郎　　国立病院機構長良医療センター産科 医長
田中 啓　　杏林大学医学部産科婦人科 助教
田中 太平　　名古屋第二赤十字病院小児科第一新生児科 部長・総合周産期母子医療センター 副センター長
照井 克生　　埼玉医科大学総合医療センター産科麻酔科 教授
中村 智美　　聖隷浜松病院 助産師
西山 亜希　　聖隷浜松病院産科（C5）病棟 助産師
新田 京子　　浜松医療センター周産期センター 副看護長
野口 翔平　　埼玉医科大学総合医療センター産科麻酔科 助教
生野 寿史　　新潟大学医歯学総合病院総合周産期母子医療センター 助教
橋口 幹夫　　沖縄県立中部病院 副院長・総合周産期母子医療センター産科
長谷川 瑛洋　　東京慈恵会医科大学附属病院産婦人科 助教
馬場 枝里香　　国立病院機構長良医療センター中央3階病棟 副師長、助産師
平川 真由美　　昭和大学病院総合周産期母子医療センター（産科部門）MFICU 師長
平山 亜紀　　聖隷浜松病院産科（C5）病棟 助産師
藤田 沙緒里　　新潟大学医歯学総合病院看護部助産師
古橋 昭世　　聖隷浜松病院産科（C5）病棟 助産師
間瀬 徳光　　沖縄県立中部病院総合周産期母子医療センター産科
松岡 隆　　昭和大学医学部産婦人科学講座 准教授
村越 毅　　聖隷浜松病院産婦人科・総合周産期母子医療センター 部長
山下 亜貴子　　大阪母子医療センター産科 診療主任
山本 亮　　大阪母子医療センター産科 医長
横野 一美　　新潟大学医歯学総合病院看護部助産師
和形 麻衣子　　東北大学病院産婦人科

第1章 選択的帝王切開分娩の流れ

【適応・施行時期】

01 母体適応・胎児適応、母児のリスクを鑑みた施行時期

聖隷浜松病院産婦人科・総合周産期母子医療センター 部長　村越　毅　むらこし たけし

はじめに

　わが国の分娩件数は年々減少し、2016年では97万6,928人と、統計開始後初めて100万人を下回った（図1）。一方、一般病院と診療所とでは帝王切開分娩率に差があるものの、帝王切開分娩数は年々増加の一途をたどっている。2014年の統計では全分娩の約20％が帝王切開分娩（一般病院24.8％、診療所13.6％）であり（図2）、この20年でわが国の帝王切開分娩率は約2倍となっている。

　妊婦や家族にとって、帝王切開分娩は「安全な分娩」というイメージが存在する。しかし、必ずしもそうでないことは医療提供者には周知の事実である。

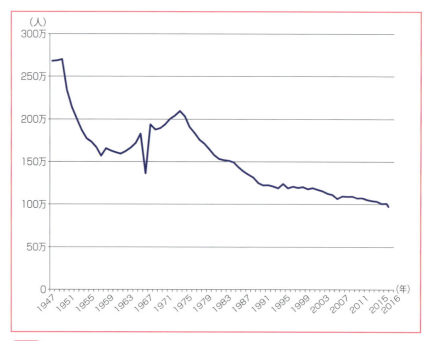

図1　日本の出生数の年次推移

（文献1より引用改変）

01 母体適応・胎児適応、母児のリスクを鑑みた施行時期

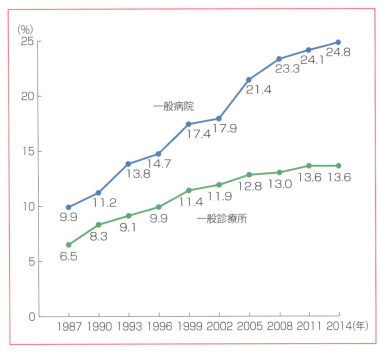

図2 全分娩数における帝王切開分娩の割合（各年の9月の分娩）
（文献2より引用）

　帝王切開分娩は経腟分娩と比較して母体合併症および新生児合併症が増加する。帝王切開術をせざるを得ない事情はあるものの、母体死亡率は経腟分娩では10万出生当たり0.2であるのに対し、帝王切開分娩では10万出生当たり2.2と報告されている[3]。また、子宮摘出は0.03％と0.09％、産褥感染症は0.21％と0.60％、静脈血栓症は0.03％と0.05％と、いずれも経腟分娩に比較して帝王切開分娩で増加する[4]。膀胱損傷は帝王切開分娩では0.13％の頻度と報告されている[5]。また、新生児合併症においても、新生児呼吸障害（新生児一過性多呼吸や新生児呼吸窮迫症候群）のリスクは経腟分娩に比較して、帝王切開分娩で2～3倍上昇する[6]。加えて、次回妊娠においては子宮破裂や前置癒着胎盤などのリスクが増加することが知られている。

　そのため、帝王切開分娩の適応や施行時期に関しては、これらのリスクを理解した上で、本人・家族にも十分説明し施行することが大切である。

帝王切開術の適応

■適応と要約

　適応とはその手技（ここでは帝王切開術）を行うための理由であり、要約とは行うことが可能な条件である。例えば、妊娠38週の合併症のない初産婦に対して選択的（予定）帝王切開術を行うときの「適応」は「骨盤位」であり、「要約」は「母体が手術および麻酔に耐えられる（悪影響を及ぼす合併症などがない状態）」ことと、「児が生存している」ことである。

　帝王切開術の要約は、一般的には、①母体が手術に耐え得る（悪影響を及ぼす合併症などがない状態）こと、②母体が麻酔に耐え得る（悪影響を及ぼす合併症などがない状態）こと、③児が生存していること——である。例えば、母体が重症心不全などで全身状態が悪化している場合には、帝王切開術の適応があっても要約を満たさないことがある。また、母体の血小板数が3万では、脊髄くも膜下麻酔や硬膜外麻酔は合併症のリスクが増加するため、脊髄くも膜下麻酔や硬膜外麻酔の要約は満たさず、全身麻酔が選択される。一般的には帝王切開分娩は児が生存していること（もしくは救命できること）が前提（条件）であるが、母体救命のための死戦期帝王切開術や、妊娠22週未満の母体救命のための帝王切開術（子宮破裂や前置胎盤大量出血など）、および、胎児死亡を伴った常位胎盤早期剝離（これは異論もある）など特殊な状況では、児が生存していなくても、また救命できないことが分かっていても、母体のために帝王切開術（子宮切開による児娩出）を行うことがある。

■母体適応と胎児適応

　帝王切開術の適応には、大きく分けて「母体適応」と「胎児適応」がある（表1）。そのほかの適応として、母体のリクエストによる帝王切開術がある。また、状態によっては、母体適応と胎児適応の両者が同時に存在することもある。

　母体適応は、母体合併症や産科合併症などにより母体の状態が妊娠継続困難な場合や、経腟分娩に耐えられない場合などに、妊娠を中断し分娩することをいう。母体合併症では、内科的な合併症により妊娠の継続が困難な場合（心疾患や腎疾患の悪化など）や、子宮の疾患（子宮筋腫や子宮腺筋症、子宮奇形など）で経腟分娩が困難な場合、および骨盤骨折や先天的な骨形態異常などによ

01 母体適応・胎児適応、母児のリスクを鑑みた施行時期

表1 帝王切開術の適応

適応	疾患
母体適応	母体合併症 ・心疾患（心不全、心筋症など） ・腎疾患（腎不全、ネフローゼ） ・肺水腫、高血圧 ・脳血管障害（脳卒中、未破裂脳動脈瘤など） ・子宮筋腫、子宮腺筋症、子宮奇形 ・子宮手術後 ・骨盤骨折　など 産科合併症 ・既往帝王切開術 ・分娩停止・遷延 ・児頭骨盤不均衡 ・常位胎盤早期剥離 ・前置胎盤 ・妊娠高血圧症候群、子癇 ・HELLP症候群、急性妊娠脂肪肝 ・子宮破裂　など 母体蘇生 ・死戦期帝王切開術
胎児適応	・胎児機能不全（NRFS） ・骨盤位、横位など胎位異常 ・胎児異常 ・子宮内感染、臨床的絨毛膜羊膜炎 ・多胎妊娠 ・臍帯脱出・下垂 ・分娩停止・遷延 ・児頭骨盤不均衡　など
そのほか	母体のリクエストなど

NRFS：non-reassuring fetal status

り産道が経腟分娩に適さない場合などがある。また、産科合併症では、既往帝王切開術や前置胎盤など選択的帝王切開術となる疾患に加えて、分娩停止や子宮破裂など分娩中の異常、常位胎盤早期剥離や妊娠高血圧症候群の悪化、HELLP症候群など妊娠中の異常の出現などがある。また、特殊な状態であるが、妊娠中の母体の心停止で蘇生に反応しない場合に、蘇生処置の一環として施行される死戦期帝王切開術がある。詳細は「第4章 02. 死戦期帝王切開術」を参照されたい。

一方、胎児適応では、骨盤位や横位などの胎位異常、児頭骨盤不均衡、臍帯下垂、多胎妊娠など選択的帝王切開術が可能なものや、胎児機能不全や臍帯脱出など緊急帝王切開術が必要なものもある。

　また、母体・胎児ともに医学的な適応がないものの、母体のリクエストのみで施行する帝王切開術がある。しかし、医学的適応のない場合の帝王切開術では、前述の母体および新生児合併症が増加することや、将来の子宮破裂や前置癒着胎盤などのリスクが増加することが知られているため、勧められない[7]。また、経腟分娩の痛みを回避する目的のみで行われるべきではなく、日程の調整（交通事情および家族事情、前回死産などによる妊婦の不安など）だけであれば、経腟分娩による計画的分娩誘発が勧められる[7,8]。

適応と緊急度

　適応と要約を満たした場合でも、帝王切開術の緊急度は個々で異なる。帝王切開術の緊急度は、選択的帝王切開術と緊急帝王切開術に大きく分類されるが、緊急の度合いにより、超緊急帝王切開術（グレードＡ帝王切開術と呼ばれることもある）と準緊急（予定外）帝王切開術に分類される。

　緊急度により帝王切開術の適応も異なる（表2）。超緊急（グレードＡ）帝王切開術では通常、帝王切開術の決定より30分以内に児を娩出することを目的としている。母体適応では、常位胎盤早期剝離、子宮破裂、前置胎盤大量出血、および死戦期帝王切開術などがある。また、胎児適応では波形レベル5の胎児機能不全や臍帯脱出などがある。胎児機能不全を伴わない常位胎盤早期剝離では、母体の全身状態の評価（血小板や凝固系の評価によるDIC〔disseminated intravascular coagulation：播種性血管内血液凝固〕の有無など）や輸血の準備を整えてから準緊急で帝王切開術を行うことも許容されるが、母児の予後のためには速やかな帝王切開術の施行が望まれる。

　準緊急帝王切開術では、その緊急度によりさらに分類される。超緊急に準じた緊急度（おおむね1時間以内には児を娩出したい）では、母体適応にはショックを伴わない前置胎盤出血やHELLP症候群などがあり、胎児適応には胎児機能不全や分娩停止などがある。次いで、2～3時間以内に児を娩出したい緊

01 母体適応・胎児適応、母児のリスクを鑑みた施行時期

表2 緊急度による帝王切開術の適応

緊急度	適応		
	母体適応	胎児適応	そのほか
超緊急	・常位胎盤早期剥離 ・子宮破裂 ・前置胎盤大量出血 ・死戦期帝王切開術　など	・胎児機能不全（波形レベル5） ・臍帯脱出	
準緊急 （予定外）	・前置胎盤出血 ・肺水腫 ・妊娠高血圧症候群増悪 ・HELLP症候群 ・子癇 ・母体合併症の増悪 ・分娩停止・遷延　など	・胎児機能不全 ・子宮内感染（軽度） ・臍帯下垂 ・分娩停止・遷延　など	
	選択的帝王切開術の陣痛発来・破水など		
選択的 （予定）	・既往帝王切開術 ・既往子宮手術後 ・児頭骨盤不均衡 ・前置胎盤（未出血） ・母体合併症　など	・骨盤位など胎位異常 ・多胎妊娠 ・胎児異常 ・児頭骨盤不均衡　など	・母体のリクエスト

第1章　選択的帝王切開分娩の流れ【適応・施行時期】

急度の準緊急帝王切開術があり、母体適応には妊娠高血圧症候群や母体合併症の増悪など、胎児適応には分娩遷延や軽度の子宮内感染などがある。また、選択的帝王切開術の陣痛発来や破水などのいわゆる予定外の帝王切開術もあり、こちらは母児の状態が問題ない限り、ある程度時間的には余裕がある。ただし、いずれの場合（準緊急帝王切開術）でも、帝王切開術を決定したら、できるだけ速やかに娩出するのが原則である。

　選択的帝王切開術は通常、日程をあらかじめ決定し、計画的に帝王切開術を施行する。母体適応では、既往帝王切開術、既往子宮手術後、児頭骨盤不均衡、母体合併症、未出血の前置胎盤などがある。一方、胎児適応では、骨盤位に代表される胎位異常や多胎妊娠、一部の胎児異常などがある。胎児異常では、水頭症による児頭骨盤不均衡などにより経腟分娩が困難なものや、髄膜瘤や臍帯ヘルニアなどの分娩時の破裂を回避するもの、分娩直後に集中的な治療が必要なので人材確保のために医療設備側の管理上の観点から帝王切開術を行うもの

表3 緊急度別の待機時間と麻酔法

緊急度	待機時間	麻酔方法
超緊急	今すぐ（30分以内の娩出）	一番早い麻酔方法 ・全身麻酔 ・留置硬膜外カテーテルからの麻酔　など
準緊急（予定外）	1時間以内 2〜3時間以内 4〜5時間以内	病状と緊急度に合わせた適切な麻酔方法 ・脊髄くも膜下麻酔 ・硬膜外麻酔 ・全身麻酔　など
選択的（予定）	予定	適切な麻酔方法

（重症心疾患、EXIT［ex utero intrapartum treatment］など）がある。

■ 緊急帝王切開術時の麻酔法の選択

　緊急帝王切開術時の麻酔法は、母児の状態に合わせて選択される（表3）。超緊急帝王切開術では、できるだけ早い麻酔法として通常は全身麻酔が選択されることが多い。また、無痛分娩などで硬膜外カテーテルが留置されている場合には、硬膜外麻酔で帝王切開術が可能な場合もある。また、麻酔科医が不在の場合には脊髄くも膜下麻酔で行わざるを得ない場合も存在する。準緊急帝王切開術では、緊急度と母児の病状および合併症との兼ね合いで麻酔方法が選択される。

帝王切開術の施行時期

　緊急帝王切開術では、帝王切開術の決定からできるだけ速やかに行うことが原則であるが、選択的帝王切開術の場合には、母体の状態と新生児合併症の兼ね合いで施行時期を決定する。

　『産婦人科診療ガイドライン：産科編2017』では、「選択的帝王切開術の施行時期は医療施設の体制・水準などを総合的に判断して決定する」とされている（推奨レベルC）[9]。この根拠として、選択的帝王切開術においては分娩週数が早いほど児の呼吸障害や新生児敗血症および低血糖の発症などの頻度が高くなるという大規模コホート研究を挙げている[10,11]。また、NICE（National

01 母体適応・胎児適応、母児のリスクを鑑みた施行時期

Institute for Health and Care Excellence：英国国立医療技術評価機構）のガイドラインでも、妊娠39週以降の選択的帝王切開術が推奨されている[12]。では、海外のガイドラインをそのまま日本に当てはめてよいかといわれると、必ずしもそうではない。人種により呼吸障害の発症率が異なること[13]、日本では妊娠週数が正確である妊婦が多いこと、大規模ではないものの妊娠37週と38週とを比較した日本の研究では、新生児呼吸障害の割合は妊娠38週台で有意に低く、かつ、その発症頻度が欧米の妊娠39週と同程度であることが報告されている[14]。これらを踏まえてわが国では、『産婦人科診療ガイドライン：産科編2017』で妊娠38週台での選択的帝王切開術も妥当であるとしている[9]。

また、日本では麻酔科医および小児科医が常勤していない施設が少なくない。それらの施設においては選択的帝王切開術の手術予定日以前の陣痛発来や破水により緊急帝王切開術や時間外帝王切開術が必要となることがあり、母児のリスクを上昇させる可能性がある。そのため、施設の体制や水準も鑑みて帝王切開術の時期を総合的に判断せざるを得ないと考える。妊娠37週で帝王切開術を予定する場合（前置胎盤など）には、児の呼吸障害の発症に十分留意し施行する必要がある。

引用・参考文献

1) 厚生労働省. 平成28年（2016）人口動態統計の年間推計. 2016. http://www.mhlw.go.jp/toukei/saikin/hw/jinkou/suikei16/dl/2016suikei.pdf［2017.11.08］
2) 厚生労働省. 平成26年（2014）医療施設（静態・動態）調査・病院報告の概況. 2015. http://www.mhlw.go.jp/toukei/saikin/hw/iryosd/14/dl/gaikyo.pdf［2017.11.08］
3) Clark, SL. et al. Maternal death in the 21st century：causes, prevention, and relationship to cesarean delivery. Am. J. Obstet. Gynecol. 199(1), 2008, 36. e1-5.
4) Liu, S. et al. Maternal mortality and severe morbidity associated with low-risk planned cesarean delivery versus planned vaginal delivery at term. CMAJ. 176(4), 2007, 455-60.
5) Gungorduk, K. et al. Iatrogenic bladder injuries during caesarean delivery：a case control study. J. Obstet. Gynaecol. 30(7), 2010, 667-70.
6) Hansen, AK. et al. Elective caesarean section and respiratory morbidity in the term and near-term neonate. Acta Obstet. Gynecol. Scand. 86(4), 2007, 389-94.
7) ACOG. ACOG committee opinion no. 559：cesarean delivery on maternal request. Obstet. Gynecol. 121(4), 2013, 904-7.
8) 日本産科婦人科学会／日本産婦人科医会. "CQ405 社会的適応による分娩誘発を行う際の留意点は？". 産婦人科診療ガイドライン：産科編2017, 東京. 日本産科婦人科学会, 2017, 257-8.
9) 日本産科婦人科学会／日本産婦人科医会. "CQ416 選択的帝王切開時に注意することは？". 前掲書 8. 313-6.
10) Wilmink, FA. et al. Neonatal outcome following elective cesarean section beyond 37 weeks of gestation：a 7-year retrospective analysis of a national registry. Am. J. Obstet. Gynecol. 202(3), 2010, 250. e1-8.
11) Tita, AT. et al. Timing of elective repeat cesarean delivery at term and neonatal outcomes. N. Engl. J. Med. 360(2), 2009, 111-20.
12) National Institute for Health and Care Excellence. Caesarean section. Clinical guideline. 2011. https://www.nice.org.uk/guidance/cg132/resources/caesareansection-pdf-35109507009733［2017.10.31］
13) Balchin, I. et al. Timing of planned cesarean delivery by racial group. Obstet. Gynecol. 111(3), 2008, 659-66.
14) 小笠原仁子ほか. 妊娠38週に選択的帝王切開を行うことは新生児呼吸障害の発生の観点から妥当である. 日本周産期・新生児医学会雑誌. 48(3), 2012, 682-6.

【術前】
01 出産前教室・保健指導

聖隷浜松病院産科（C5）病棟 助産師 **西山亜希** にしやま あき

📝 出産前教室（集団指導）の効果と実際

■はじめに

　当院は、2016年9月より出産前教室の方法を改善した。改善前の出産前教室では、「帝王切開クラス」は設けていなかった。そのため、選択的（予定）帝王切開分娩の初産婦は、妊娠36週に行う個別保健指導にて説明を受けていた。経産婦は、経産学級を受講し、前回の分娩の振り返りを含め、経産婦の分娩について講義を受けていた。しかし、経産学級は経腟分娩の内容であるため、帝王切開分娩に関しての説明は少なかった。そのため、選択的帝王切開分娩が決まっている妊婦から、出産前教室終了後や個別の保健指導時に質問が多かった。また、帝王切開分娩に関する情報不足・知識不足により、バースプランが立案できない妊婦が多かった。

　上記の経緯から、帝王切開クラスを新設し、妊婦の出産方針に沿った出産前教室を選択、受講できるようにした（表）。

■帝王切開クラスの時期と受講者数

　受講対象週数は、出産へ意識が向けられる妊娠30週以降としている。当院の選択的帝王切開分娩は、月20～30件である。そのうち、帝王切開クラス受講者は約10～15人程度であり、帝王切開分娩を予定している妊婦の半数が受講している。また、初産婦より経産婦の受講が多い。その理由として、初産婦が選択的帝王切開分娩となるのは、主に子宮手術後や骨盤位の場合であり、対象者が少ないからである。

■帝王切開クラスの実際

　4～5名のグループに分かれ、スライドや出産前教室のテキストを使用しながら説明する。

①妊娠中の過ごし方や入院準備

　妊娠中の過ごし方については、子宮収縮に注意し生活することや陣痛・破水・出血時の対応の説明を行っている。入院準備の説明では、妊娠32週まで

01 出産前教室・保健指導

表　当院の出産前教室の内容

出産前教室名	開催日	対象週数	内容
医師・栄養士クラス	毎月第1火曜日	妊娠20〜30週	産科医師（分娩に向けての話）・新生児科医師（新生児の話）・管理栄養士（妊娠中の食事管理の話）
妊娠・母乳クラス	毎月第2火曜日	妊娠20〜30週	マイナートラブル・母乳栄養についての話
経腟分娩クラス	毎月第3火曜日	妊娠34週以降	分娩に向けての話
帝王切開クラス	毎月第2木曜日（午前）	妊娠30週以降	分娩に向けての話
パパママクラス	毎月第2木曜日（午後）第2土曜日	妊娠30週以降	夫立ち会いの分娩希望者に向けた分娩の話

に準備することやお産セットのサンプルを展示し、荷物の準備を促している。

②グループディスカッション（帝王切開分娩での疑問点、妊娠・出産・育児での心配事など）

　グループディスカッション前にアイスブレーキングを行い、場が和むようスタッフがテーブルを回りながら話を傾聴し、質問への対応を行っている。また、経産婦には可能な範囲で前回の分娩や育児の体験談を話してもらえるよう声掛けしている。

③入院から産後の生活の流れ

　クリニカルパスを用いて一日ごとの安静度や検査、育児行動・指導内容について説明を行っている。

④帝王切開術後の創痛のコントロール方法

　帝王切開術後の創痛のコントロール方法については、禁飲食時は鎮痛薬を定期的に点滴投与、飲水可能となった後は内服薬で創痛のコントロールを行っていることを説明している。また、創痛のコントロールができない場合には、病棟薬剤師が介入し薬剤の検討を行っていることを伝えている。創痛のコントロールができ、育児行動へと意欲が向けられるよう関わっていることも説明している。

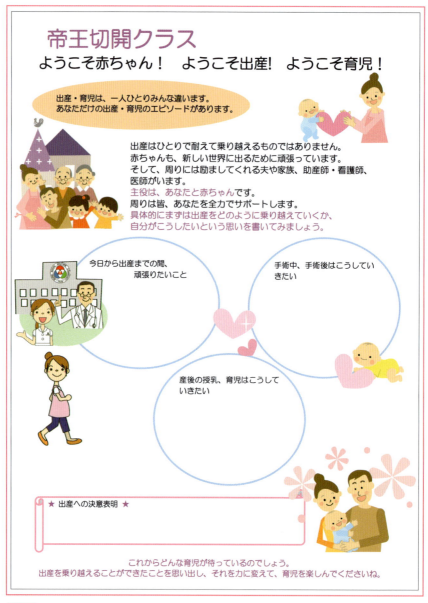

図1 バースプラン用紙

⑤バースプランの記入

　出産前教室受付時にバースプラン用紙（図1）を渡し、出産前教室の最後に記入し、妊娠36週の個別指導時に持参してもらっている。

01 出産前教室・保健指導

■ 帝王切開クラスの効果

　帝王切開クラスの参加者より「同じ状況下の方々が集まることで安心感があった」「帝王切開分娩だけのクラスがあって、詳しく話が聞けてすごく良かった」との意見が聞かれた。帝王切開クラスを新設したことで、出産方法に合った出産前教室を選択し、受講することができるようになった。

　また、初産、経産を問わず、同じ出産前教室を受講し、グループディスカッションを取り入れ妊婦主体の出産前教室としたことで、「周りに帝王切開分娩の経験者が少ないので、いろいろ聞けて良かった」「不安を話すだけでも楽になった」「同じ状況の方とも話せて、ともに頑張ろうと思えた」との意見も聞かれた。

　参加型出産前教室に出席した妊婦は主体的な出産に向けて気持ちの変化が起こり、「心の準備」「行動のコントロール」といった項目で効果が得られている[1]との研究がある。グループディスカッションでは、体験談や同じ状況下にある妊婦同士が意見交換できる場となり、参加型出産前教室への出席によって、不安の軽減や出産に向けての心構えにつながっている。

　そのほかにも「前回、緊急帝王切開術でよく分からなかったため、イメージがしやすかった」との意見が聞かれた。入院から産後の生活の流れについて、スライドに写真を示し、詳しく説明することでイメージしやすく、帝王切開分娩後の育児方法について考えることにつながる。

　帝王切開術後の創痛のコントロール方法は、多くの妊産婦が心配する内容である。創痛コントロール不良は、育児行動の遅れや精神的・身体的苦痛を伴うため、出産前教室であらかじめ創痛のコントロール方法に関して説明しておくことで、自身でも対処方法や心構えを持つことができる。

保健指導

■ 保健指導内容

　妊婦健診ごとに、体調の確認や妊婦の質問など個別に対応している（図2）。妊娠36週の妊婦健診時には、1人30分枠を使用し、バースプランの確認、乳頭の手入れ方法、産後のサポート体制の確認などを行っている。個別指導を行

各妊娠週数におけるできごと　患者ID：＿＿＿＿＿＿＿＿

確認したら、□にレ点を入れてみましょう。
各参照箇所を、ご覧になられても、わからない事は、スタッフまで声をかけてください。

妊婦健診 妊娠週数	知っていて欲しい事・やって欲しい事	→ 各参照箇所* パウチは外来にてご覧頂けます。
予定日確定時	□妊婦健診の受診方法・共同診療・里帰りの受診方法について。 □予約外・時間外診察の受診方法と連絡先について。 □(異常徴候) 腹痛・出血などの症状がある時は、受診しましょう。 □つわり等の体調変化がみられてきます。 　★食べられる時に、食べられるだけ、食べられる物を食べましょう。 　　ガム・あめ・クッキーなどを常備しておくのもひとつです。	→共同診療・里帰り・予定日確定ファイル →母親学級テキスト（以下テキスト）P 1〜21 →テキストP 25〜32
12週	□母子手帳に記載しましょう。(氏名・身長体重・既往歴など) □母子手帳を貰ったら一度、目を通してみてください。役立つ情報が記載されています。 □次回以降の妊婦健診の流れを確認しておきましょう。 □母親学級の受講の予約。夫立会いについて、パートナーと話しあい、母親学級（パパ・ママクラス）を一緒に受講しましょう。 □公的サービス・母性保護の法律の紹介（出産・育児に関する制度） 　★身体的、経済的状況に応じて、利用できるサービス、法律の制度があります。スタッフまでお尋ねください。	→テキストP 1〜21 →テキスト P 1〜21 →テキスト P 1〜21 →テキストP 69〜70 母子健康手帳
18〜22週	□妊娠18週から、計測(腹囲・子宮底)を行います。※ 　診察の前に、スタッフが行います。その際、何か質問や困っていることがあれば教えてください。 □体重増加の目安を計算してみましょう。 □食事のとり方について。 □お腹や身体の冷え・お腹の硬い人へ 　★個別の状況に応じてアドバイスします。 □腰痛 　★トコちゃんベルト、さらしをご紹介します。スタッフまでお尋ねください。 □運動・外出について 　★疲労のないよう長時間はさけて無理の無い程度で実施しましょう。お腹が張るときは、休息をこまめにとるよう心がけましょう。 □助産師外来のご案内（外来通院患者さんのみ） 　妊娠リスクスコアにて、ローリスクと判定された妊婦さんで、医師の許可が得られた方の対象となります。リーフレットは、外来にてご覧頂けます。興味のある方はお持ち帰りください。	 →テキスト P 9 →テキストP 25〜32 →テキストP 19〜21 →テキスト P 6 助産師外来紹介リーフレット、助産師外来のご案内パンフレット
26週	□妊娠期から赤ちゃんと触れ合おう	→おなかの中から子育てを始めようパウチ

図2 妊娠週数ごとの保健指導内容

*「各参照箇所」で示しているページ数は当院で使用しているテキストに対応している

01 出産前教室・保健指導

第1章 選択的帝王切開分娩の流れ【術前】

妊婦健診 妊娠週数	知っていて欲しい事・やって欲しい事	→ 各参照箇所*
28 週	□子宮収縮は、横になり、お腹を触って確認してみましょう。 □自分の乳頭の性状について確認してみましょう。	→テキスト P 23
30 週	□自分の乳頭の形に応じて個別指導します。妊娠28週で確認した自分の乳頭の形を元にお手入れ方法を確認しましょう。	→テキスト P 24
32 週	□現在、非妊時より、どのくらい体重増加していますか？ 　特に、産休後の体重増加に注意しましょう。	→テキスト P 9
34 週	□腰痛は、ありませんか？ 　★骨盤ベルト、さらしの紹介をします。 □どのような出産を迎えたいか、考えたことはありますか？ 　★お渡しする問診 D をもとに、ご夫婦で話し合いをしてみましょう。 　★産後の育児協力についてご夫婦、ご家族で話し合いをしてみましょう。 　産後は出産の疲労や、授乳など育児で忙しくなります。ご家族のサポートが重要になりますので予め考えておきましょう。地域や公的サービスも調べておくとよいです。 □入院の準備、育児物品の準備は、できていますか？ 　★そろそろ正期産に入りますので、早めに準備を整えましょう。 　★入院の荷物は家族にも分かる所へ置いておきましょう。	→テキスト P 35～36 　　　　　　53～56
36～41 週	□分娩の徴候とその対処方法をご存知ですか？ □胎動の減少に注意しましょう。 　★入院のタイミングを知っておきましょう。 □積極的に、体を動かすことをおすすめします。 　★炊事、洗濯、掃除は、いつも通りに行いましょう。 □食事のとり方について 　★赤ちゃんが大きくなってきて、一度に沢山食事が摂れない方は、食事を数回に分けて食べてみましょう。	→テキスト P 37～42 →テキスト P 33～34 →テキスト P 25～32

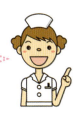

入院中の方へ（※）
※入院中の妊婦健診は基本的に偶数週0日に実施します。

うことで、分娩についての想いや育児方針・サポート体制について詳しく確認することができる。

おわりに

　分娩方針に不安や迷いがある妊婦に対しては、話を傾聴し、具体的に説明することで不安を軽減し、受け入れていけるよう話をしていく。産後のサポートが少ない妊婦に関しては、育児サポート事業の情報提供を実施し、必要に応じて家族を交え、家族で育児方針を決めていけるよう関わっていく。医療者が誘導するのではなく、本人・家族が主体的に出産・育児に臨めるような介入を心掛けている。

経腟分娩とはここが違う！

　経腟分娩と比較し、帝王切開分娩は身体的回復に時間を要する。また、手術への恐怖心や手術後の創痛への不安、出産直後から育児が行えるのかなどの不安を抱く妊婦も少なくない。そのため、妊娠中から帝王切開クラスで情報提供を行い、個別指導にて関わりを持つことで、不安に対して対応策を見いだすことにつながる。

引用・参考文献

1) 林友美ほか. 主体的な出産支援としての参加型母親学級の検証：自己効力感尺度を用いて. 日本看護学会抄録集 母性看護. 38, 2007, 3-5.

Memo

【術前】
02 バースプラン

聖隷浜松病院産科病棟 助産師 **鈴木香惠子** すずき かえこ

はじめに

　バースプランとは、分娩に向けて、妊婦や家族の姿勢や考え方、または入院中のケアに関する希望などをまとめて、言葉や書面で医師や助産師などケア提供者に伝え、相互理解を確認するプロセスに用いられる手段[1]といわれている。
　明確なバースプランを持って分娩に臨むことは、妊産婦が出産に主体的に取り組む一つの方法であり、そのためには、出産前教育として妊娠や分娩、育児に関して学習する必要がある[1]ともいわれている。
　帝王切開分娩は経腟分娩に比べ情報量が少なく、経過や処置、術後の痛みに対して不安を抱いている妊婦が多いため、出産前教育が不安軽減のためには大切である。帝王切開分娩においても妊婦が主体的に出産に臨むことにより、出産を肯定的に捉えることができ、その後の育児をする上でも重要である。

バースプランの実際

■ 妊娠期（産科外来）

　当院での選択的（予定）帝王切開分娩妊婦は、出産前教育として「帝王切開クラス」を受講する。妊娠34週時の妊婦健診では、「分娩についての心構え」「バースプラン」「母乳やミルクについて」に関する問診票を妊婦に渡し、自宅で記載してもらう方法をとっている。
　その際、妊婦自身が具体的なバースプランのイメージが持てるように、「バースプランファイル」を用い、分かりやすく説明を行っている（図1）。また、早期母子接触についても、「早期母子接触ファイル」を使用し説明を行っている（図2）[2,3]。
　妊娠36週時の妊婦健診を助産師が行い、妊娠後期の助産ケアや分娩に向けて保健指導の充実を図っている。また、バースプランの確認を妊婦とともに行い、術前・術後の情報提供を行うとともに、不安の軽減に努めている（図3・4）。

02 バースプラン

第1章 選択的帝王切開分娩の流れ【術前】

バースプラン

Q1：バースプランって何ですか？
　かわいい赤ちゃんを迎えるために、妊娠中からお産・産後の思いを夫婦で話し合い計画することです。自分がどのようなお産をしたいのか、考えをまとめて計画をたてることです。
Q2：なぜ、バースプランを考えるんですか？
　１．夫婦で目標を立て取り組むことで、夫婦の絆が深まります。
　２．夫婦の大イベントである出産を主体的に迎えられます。
　３．積極的に計画しておくことで出産が楽しみになり、より満足のいくものになります。
　　　※私たち産科病棟のスタッフは、医師も含めてご夫婦の思いに沿った関わりをしていきたいと考えています。
Q3：バースプランって具体的にどういうこと？
　例えば
☆妊娠中：お産が楽になるように体重を増やさないように頑張りたい！産後、母乳で頑張りたいから、おっぱいの手入れを教えて欲しい。
☆お産中：一人で心細いから夫にいてもらいたい。呼吸法を勉強するけど、痛みで忘れたときに教えて欲しい。分娩を夫に立ち会ってもらいたい。
☆赤ちゃんがうまれたら：うまれたら、お腹にすぐに乗せて欲しい。うまれたらすぐ、授乳をしたい。

図1 バースプランファイル

❀ **出生直後に分娩室で行われる早期母子接触** ❀

出産直後とは、生まれたばかりの赤ちゃんにとって、身体の状態が変化しやすい時期であります。

それを踏まえ、安全な方法で早期母子接触を行っていきます。

お母さんの状態
- ❀ お母さんの血圧、出血が安定している
- ❀ 元気である
- ❀ 緊急な処置を必要としていない

方法
- ❀ 両手でしっかり支える
- ❀ 胸と胸の間に児の頭がくるようにする
- ❀ ベッド柵をあげる

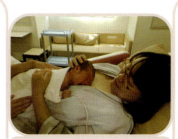

母子のそばに
完全にスタッフが付き添える場合

児の状態
- ❀ 呼吸が安定している
- ❀ 全身の色が良い
- ❀ 活気がある

方法
- ❀ 裸の赤ちゃんを抱っこする(skin to skin)
- ❀ 顔を横に向ける
- ❀ 乾いた温めたバスタオルで覆う
- ❀ 赤ちゃんの手にモニターを付ける

聖隷浜松病院産科病棟

図2 出生直後に分娩室で行われる早期母子接触のための「早期母子接触ファイル」

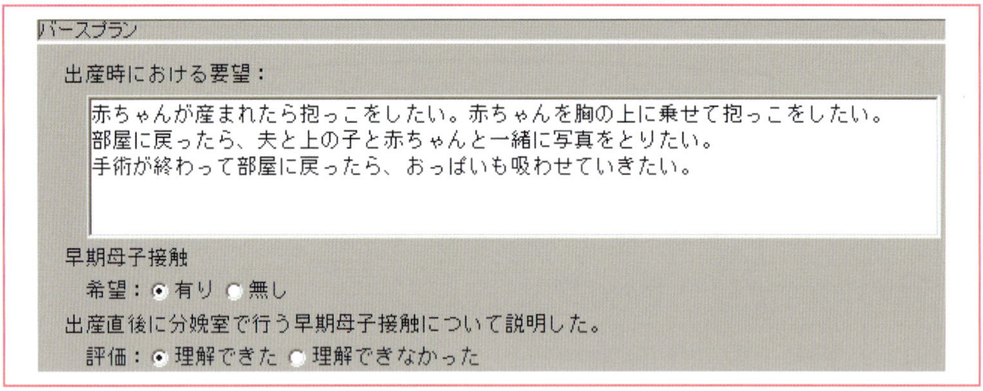
バースプラン

出産時における要望：

赤ちゃんが産まれたら抱っこをしたい。赤ちゃんを胸の上に乗せて抱っこをしたい。
部屋に戻ったら、夫と上の子と赤ちゃんと一緒に写真をとりたい。
手術が終わって部屋に戻ったら、おっぱいも吸わせていきたい。

早期母子接触

希望：◉有り ○無し

出産直後に分娩室で行う早期母子接触について説明した。

評価：◉理解できた ○理解できなかった

図3 バースプラン例：出産時における要望

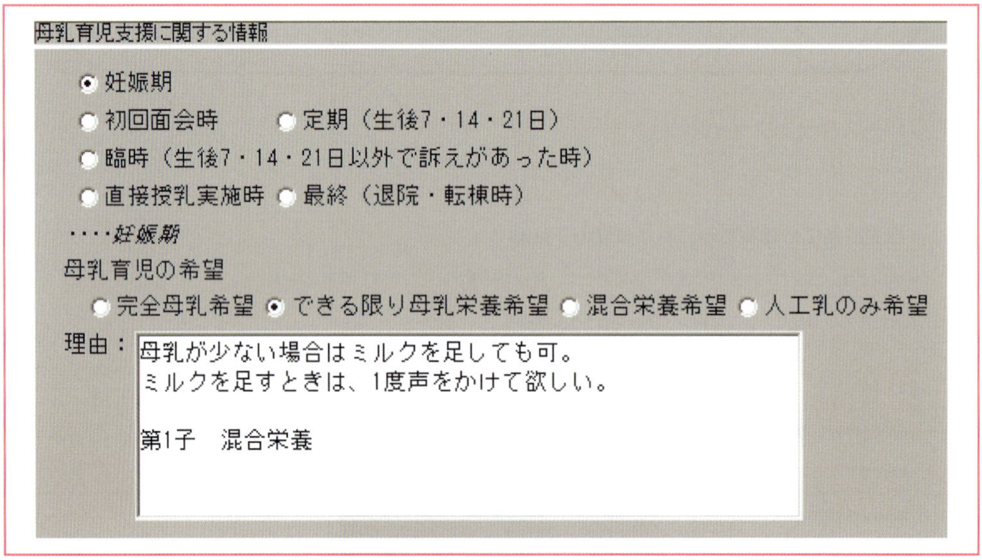
母乳育児支援に関する情報

◉妊娠期
○初回面会時　○定期（生後7・14・21日）
○臨時（生後7・14・21日以外で訴えがあった時）
○直接授乳実施時 ○最終（退院・転棟時）

・・・・*妊娠期*

母乳育児の希望

○完全母乳希望 ◉できる限り母乳栄養希望 ○混合栄養希望 ○人工乳のみ希望

理由：

母乳が少ない場合はミルクを足しても可。
ミルクを足すときは、1度声をかけて欲しい。

第1子　混合栄養

図4 バースプラン例：母乳育児支援に関する情報

妊娠経過の中で他部署との連携が必要と判断した場合には、外来からプライマリーナース制をとり、NICUや小児科スタッフ・医療ソーシャルワーカー・栄養士・薬剤師・地域保健師などの多職種と連携を図り、具体的な保健指導ができるように週1回カンファレンスを実施している。

02 バースプラン

図5 バースレビュー例

(バースレビュー画面)
産後 4 日目
1 妊 1 産　□前児の情報
分娩様式
□経腟分娩　□鉗子分娩　□吸引分娩　□無痛分娩
☑帝王切開術（☑予定　□予定外・緊急）
バースレビュー
「赤ちゃんが産まれて、泣き声が聞こえて涙が出ました。」「前回よりも自分の胸の上に赤ちゃんがいる時間が長くて、顔も見られて良かったです。満足した出産でした。」「今回は気持ち悪くならなくて、部屋で夫と上の子ととみんなで一緒に写真がとれて良かったです。」
流涙される様子あるも笑顔で会話ができる。児の誕生についての思いを傾聴した。

■ 分娩時

　手術前日、手術室看護師による術前訪問では、手術室で実施できるバースプランの説明と妊婦の要望の聴取を行っている。

　手術室入室後は、バースプランに沿ったケアや新生児科医師立ち会いの下、早期母子接触を実践している。

■ 分娩後（産科病棟）

　経腟分娩は3日目、帝王切開分娩は術後4日目に、分娩時担当助産師が、褥婦が分娩を肯定的に捉えることができ、育児に向かうことができるようにバースレビューを行っている（図5）。ここでは主に褥婦の思いを傾聴している。その後は、産後の心身の変化、乳房状態などを踏まえた育児技術の習得を褥婦の参画型で行い、助産ケアを実践している。

経腟分娩とはここが違う！

　当院では、妊娠期（産科外来）からバースプランを妊婦とともに確認し、助産ケアを含めた個別指導を行っている。そのため、経腟分娩と選択的帝王切開分娩との分娩方法によるバースプランの大きな相違はない。

　しかし、予定外（緊急を含む）の帝王切開分娩の場合、外来（妊娠期）で聴取したバースプランとは異なるため、「自分が思い描いていた分娩とは違った」「自分で頑張って産むことができなかった」「体が思うように動かず、育児ができていない。赤ちゃんに申し訳ない」など、分娩を否定的に捉える褥婦も少なくない。このことから、バースレビューを行う際には、褥婦の思いを時間をかけて傾聴し、児の誕生や分娩などを肯定的に捉えることができるような関わりが重要となる。

　バースレビューは、出産に対してマイナスイメージを抱いていたとしても、出産に関わったスタッフと出産の振り返りをすることで、出産に対するマイナスイメージを肯定的に切り替えることができるといわれている[1]。そして、出産に肯定的なイメージを持つということは、出産を乗り越えた自分に自信を持つことにつながり、その後の育児を前向きに行っていく上で重要である。そうした大切な振り返りもスタッフ間で情報共有できるようカルテ内に記録し、入院中のケアに生かしている。

引用・参考文献

1) 吾妻朋子. "バースプラン". 帝王切開のすべて：助産師だからこそ知っておきたい術前・術後の管理とケアの実践. 竹内正人編. ペリネイタルケア新春増刊. 大阪, メディカ出版, 2013, 94-7.
2) 森臨太郎ほか. 根拠と総意に基づくカンガルーケア・ガイドライン 普及版. カンガルーケア・ガイドラインワーキンググループ編. 2010.
http://minds.jcqhc.or.jp/n/pub/1/pub0068/G0000246 ［2017. 10. 5］
3) 日本周産期・新生児医学会.「早期母子接触」実施の留意点. 2012.
https://www.jspnm.com/sbsv13_8.pdf ［2017. 10. 5］

【術前】
03 手術同意書

杏林大学医学部産科婦人科 助教　田中　啓　たなか けい

📝 手術同意書の準備

　各施設で帝王切開術用の手術説明文書を作成してあり、それを用いて術前説明を行うことがほとんどだと思われる。手術説明書の見本（杏林大学医学部付属病院で使用している説明書を参考に筆者作成、図）と説明文書に記載しておくべき内容を以下に示す。

- 適応：骨盤位、既往帝王切開後妊娠、双胎妊娠、前置胎盤など
- 帝王切開術の目的：母児の安全のために医学的に（経腟分娩よりも）帝王切開術が望ましいことの説明
- 麻酔法：脊髄くも膜下麻酔（＋硬膜外麻酔）の概要、脊髄くも膜下麻酔の効果が不十分の際や超緊急時の全身麻酔
- 方法：皮膚切開法を含めた手術の概要
- 合併症：出血、他臓器損傷、血栓症、創部感染、腸閉塞など
- 術後から退院まで：離床や食事、退院診察などのスケジュール
- 次回妊娠の注意点：避妊期間、TOLAC（trial of labor after cesarean delivery：帝王切開既往妊婦に対し経腟分娩を試行すること）の可否など

　帝王切開術は決して複雑な手術ではないが、皮膚切開法や子宮切開法のイラストが載っていると、より手術のイメージがつきやすい。

　また、多くの施設では、手術同意を取得する際に、輸血（＋血漿分画製剤）の説明も行っていると思われる。輸血の説明について詳細は割愛するが、感染症（HIV、HBV、HCVなど）およびアレルギーのリスクについては必ず説明する。

📝 説明の仕方（選択的帝王切開術の場合）

　選択的（予定）帝王切開術の場合には、外来受診時あるいは手術前日（入院時）に手術説明と同意取得を行う施設が多いと思われる。手術説明書に沿って、

帝王切開術を受けられる方へ
（手術説明書）

【帝王切開術となる理由】
☐前回帝王切開　☐骨盤位　☐多胎妊娠
☐胎児心拍数の低下　☐分娩停止　☐児頭骨盤不均衡
☐その他（　　）

【手術の目的】
帝王切開術では経腟分娩と比較して、分娩時に児に掛かるストレスを軽減します。また、母体にとっても分娩を速やかに終了することができ、妊娠の継続が望ましくないような病態から母体を早期に解放することが可能です。手術を受けなかった場合、母体や胎児の生命に危険を及ぼし、患者様に不利益な状態が発生する可能性があります。

【手術の方法】
腹部切開（縦・横）からお腹の中に入り、子宮の壁を切開して児を取り出します。児の娩出に続いて胎盤を取り出した後、子宮の壁を縫合します。最後に、腹壁を縫合して手術を終了します。
皮膚に以前の手術創がある場合には、同じ所を切開します。
麻酔は、麻酔科医によって脊髄くも膜下麻酔で行います。（麻酔法についての詳細は、麻酔科医よりご説明します）
帝王切開術には小児科医が待機しており、帝王切開術で出生した児は直ちに診察を受けます。

【手術後の経過】
帝王切開術後は通常、1日目に離床・食事を開始し、5日目に血液検査、退院診察（抜糸、内診、超音波検査）、6日目に退院となります。手術時・手術後の合併症によっては、入院期間が長くなることがあります。児の退院については、小児科医が判断いたします。

【手術の合併症】
1) 血が止まりにくくて出血が多い場合には、輸血が必要になることがあります。輸血については輸血説明書を参照してください。出血のコントロールがつかず、生命に危険が及ぶ可能性がある場合には、子宮を摘出することもあります。
2) 子宮と周囲の臓器（腸管や膀胱）に癒着がある場合には、それらの臓器を損傷することがあります。その場合、手術後の入院期間が長くなることがあります。
3) 妊娠中、血液が固まりやすくなっているため、手術中・後に下肢の静脈に血栓（血の固まり）ができることがあります。その血栓が剥がれて、肺血管に詰まると肺血栓塞栓症という重篤な疾患を引き起こし、生命に危険が及ぶ可能性があります。当院では、血栓予防のために、弾性ストッキングとフットポンプを使用しています。術後はできるだけ早くに動き始め、歩いてもらうようにしています。
4) 手術後には、感染症、腸閉塞、縫合不全などの術後合併症が起こる可能性があります。
5) 子宮筋層を切開する際に、まれに児の体（頭やお尻）に切創が生じる場合があります。

合併症が発生した場合には、最善の治療を行います。そのため、入院日数は入院期間の延長、緊急の処置が必要になることがあります。その際の費用も通常の治療費と同様に取り扱いします。

以上、説明に納得された方は同意書にご署名ください。同意されたあとでも、いつでも同意は撤回できます。

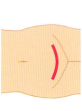
腹部切開（縦）

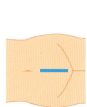
腹部切開（横）

図 手術説明書（杏林大学医学部付属病院で使用のものを参考に筆者作成）

03 手術同意書

ゆっくりと説明すればよいが、以下のポイントに注意する。

①手術当日の流れが分かるように説明する

われわれ産科医・助産師にとっては、帝王切開術は日常的に行われる手術であるが、妊婦にとっては初めての経験であること（前置胎盤、骨盤位、双胎妊娠など）も少なくない。また、既往帝王切開術後妊娠であっても、前回が緊急手術であった場合には、その経験をあまりよく覚えていない妊婦も多い。従って、病棟を出棟してから、麻酔と手術を受けて、帰室するまでの流れがイメージできるような順番で説明することが勧められる。手術説明書の内容は漏れなく説明したけれども、順序がバラバラで、妊婦が「結局、私は当日どうなるの？」というような疑問や不安を残すようでは、決して良い手術説明とはいえない。

②医学用語ばかり使わない

手術説明書には、紙面の都合上、医学用語が多く使われていることがある。たとえわれわれが何気なく使う用語であっても、患者にとって聞き慣れない言葉であれば、患者は難しい話をされていると感じたり、理解が不十分に終わってしまったりするかもしれない。なるべく医学用語を避け、平易な言葉で分かりやすく説明するよう心掛ける。

③合併症ばかり強調しすぎない

帝王切開術に限らず、医療行為に伴うリスクを患者に理解してもらうことは重要なことである。しかし、リスクばかりを強調するあまり、非常に怖いことばかり起こるのではないかという印象を与えてはいけない。「起こる確率は決して高くはないですが、可能性があるのでお話ししておきます」などの前置きをして説明するのもよいだろう。ただし、個別のリスク（前置胎盤の際の出血、複数回帝王切開術後の腹腔内癒着など）がある場合には、それをきちんと説明する。

説明の仕方（緊急時）

緊急帝王切開術の場合には、緊急度に応じて、説明の仕方を工夫する必要がある。人手が十分にない場合には、手術の準備（オーダリングや関係部署への

連絡など）と並行して手術説明を行わなければいけない。かといって、時間を意識するあまりに説明が不十分になれば、ただでさえ緊急手術が決まって動揺している妊婦と家族を余計に不安にさせてしまう可能性がある。

「説明の仕方（選択的帝王切開術の場合）」の項で挙げたポイント（①〜③）は、緊急帝王切開術でも当然大切であるが、緊急の場合にはさらに、要点を選び、簡潔に説明することが求められる。そのためには、普段から緊急帝王切開術の場面を想定し、どの項目を優先的に説明するか、どの順番で説明するか、あらかじめ自分の中で決めておくことも有用である。

助産師の対応ポイント！

医師からの説明後、本人と家族の理解度を確認する必要がある。医師からの説明時に聞きたいことを聞けなかったり、聞き逃してしまったりすることもあるので、この確認が非常に重要である。その際、質問などがあれば対応し、納得いただいた上で同意を得られるように介入する。特に緊急で帝王切開術となる場合には、精神的動揺が大きいことを考慮し、現状を受け入れられるよう配慮することが重要である。また、同意書記入後に書類上に不備がないか確認することも重要である。

（杏林大学医学部付属病院産科病棟 副主任、助産師　木保真希子）

【術前】
04 事前に行う検査

杏林大学医学部産科婦人科 助教　田中　啓　たなか けい

はじめに

　帝王切開術は手術であるため、安全に手術を行うための事前検査が必要である。帝王切開術の場合には、妊婦は妊婦健診中に血液検査・尿検査を行っており、重篤な疾患や合併症が術前検査で初めて見つかる可能性はそれほど高くない。しかしながら、妊娠高血圧腎症やHELLP症候群といった、急性に発症・進行する妊婦特有の疾患も存在するため、手術前に検査を通じてリスク評価を行うことは不可欠である。

　具体的な検査項目については、手術部・麻酔科といった関係部署と相談の上で決められると思うが、杏林大学医学部付属病院での検査項目を参考に説明する。なお、杏林大学医学部付属病院では、選択的（予定）帝王切開術（妊娠38週ごろ）の場合、妊娠34週ごろに術前検査を行い、妊娠36週までに麻酔科を受診するというスケジュールになっている。

血液検査

①血算（表1）

白血球数、赤血球数、ヘモグロビン値、ヘマトクリット値、血小板数など

　正常妊娠であっても、妊娠週数が進むと貧血（ヘモグロビン値・ヘマトクリット値の低下）が見られることが多い。帝王切開術では、経腟分娩よりも出血量は多くなり、（羊水込みとはいえ）1,000mL近く出血することもある。従って、手術までに時間がある場合には、鉄剤の投与などで貧血の改善を図る。

　血小板は、妊娠後期になると、妊娠性に低下（妊娠性血小板減少）したり、妊娠高血圧腎症・HELLP症候群に伴って低下したりすることがある。血小板が低値の場合、出血が止まりにくくなり、術中出血が多くなるリスクがある。また、ほとんどの帝王切開術が局所麻酔（脊椎麻酔）で行われると思うが、血小板が低値の場合には血腫形成のリスクがあるため、全身麻酔が選択されるこ

表1 主な検査項目の基準値

	非妊娠時	妊娠後期
血算		
Hb〔ヘモグロビン〕（g/dL）	12.0〜15.8	9.5〜15.0
Ht〔ヘマトクリット〕（%）	35.4〜44.4	28.0〜40.0
Plt〔血小板〕（$\times 10^9$/L）	16.5〜41.5	14.6〜42.9
RBC〔赤血球〕（$\times 10^4/\mu$L）	400〜520	271〜443
WBC〔白血球〕（$\times 10^3$/mm^3）	3.5〜9.1	5.9〜16.9
凝固系		
フィブリノゲン（mg/dL）	233〜496	301〜696
PT〔プロトロンビン時間〕（秒）	12.7〜15.4	9.6〜12.9
APTT（秒）	26.3〜39.4	22.6〜35.0
生化学		
Na（mEq/L）	136〜146	130〜148
K（mEq/L）	3.5〜5.0	3.3〜5.1
Cl（mEq/L）	102〜109	97〜109
Ca（mg/dL）	4.5〜5.3	4.4〜5.3
TP（g/dL）	6.7〜8.6	5.6〜6.7
Alb〔アルブミン〕（g/dL）	4.1〜5.3	2.3〜4.2
T-bil〔総ビリルビン〕（mg/dL）	0.3〜1.3	0.1〜1.1
AST（U/L）	12〜38	4〜32
ALT（U/L）	7〜41	2〜25
Cre〔クレアチニン〕（mg/dL）	0.5〜0.9	0.4〜0.9

（文献1を参考に作成）

ともある（どの程度で全身麻酔とするかは、施設ごと・症例ごとに検討が必要である）。

■ ②凝固系

PT、APTT、フィブリノゲンなど

　血小板と同様、術中出血のリスク評価および麻酔法の決定のために、凝固機能のチェックが必要である。HELLP症候群や常位胎盤早期剥離では、急速に凝固異常が進行するため、術中・術後管理のためにも、PT、APTT、フィブ

04 事前に行う検査

リノゲンを調べる。一次・二次医療施設では、凝固系検査が外注であるか、夜間緊急時には調べられないこともあるかもしれない。上記のような凝固異常の合併しやすい病態を疑う場合には、高次医療施設への搬送を検討し、胎児適応の緊急性が許すのであれば、可能な限り早い転院搬送が望ましいかもしれない。

③生化学

Na、K、Cl、Ca、UN、Cre、TP、アルブミン、総ビリルビン、AST、ALT、CK、血糖、TC、LDH など

　杏林大学医学部付属病院では、基本的な手術の準備として上記検査項目をチェックしている。妊娠高血圧腎症・HELLP症候群では、肝機能（AST、ALT）・腎機能（Cre）の異常がないかを調べる。

感染症検査（表2・3）

HIV抗体、HBs抗原、HCV抗体、梅毒定性（2法）など

　手術は、当然、観血的（出血を伴う）手技であるため、患者本人および医療者の安全のために、血液曝露によって感染のリスクがある感染症（HIV、HBV、HCV、梅毒）のスクリーニングを行う。しかしながら、わが国では、ほぼ全ての妊婦が妊娠初期に上記感染症の検査を受けており、妊娠中に新たに感染するリスクが高いとはいえない。従って、帝王切開術前の感染症チェックを割愛する施設もあるかもしれないが、要否については施設ごとの取り決めに従ってもらいたい。また、杏林大学医学部付属病院では、感染症検査の前に、必ず本人に文書で説明し、同意の署名をもらってから採血を行っている。

胸部X線検査

　手術前のルチーン・スクリーニングとして胸部X線を撮影する。帝王切開術が行われる週数では、胸部X線写真1枚の被ばく線量のリスクはほとんど心配しなくてよい。両肺野に異常陰影はないか、心臓の大きさは正常かなどをチェックし、術前の心肺機能異常・疾患のスクリーニングを行う。

表2 感染症検査（HBs 抗原・HCV 抗体・HIV 抗体）のフローチャート

HBs 抗原陽性→HBe 抗原／肝機能検査（AST/ALT/LDH など） 　　　　　　（→消化器内科紹介）
HCV 抗体陽性→HCV-RNA 定量検査／肝機能検査（AST/ALT/LDH など） 　　　　　　（→消化器内科紹介）
HIV 抗体検査→ウェスタンブロット法・PCR 法検査 　　　　　　（→ HIV/AIDS 拠点病院）

（文献2〜4を参考に作成）

表3 梅毒血性反応による診断

	TPHA 陰性	TPHA 陽性
STS 陰性	正常	陳旧性梅毒
STS：8 倍以下	感染初期または生物学的偽陽性※	梅毒または陳旧性梅毒
STS：16 倍以上	感染初期または生物学的偽陽性※（まれ）	梅毒または陳旧性梅毒

※生物学的偽陽性：梅毒に感染していなくても、妊娠、老齢、担がん状態、他の感染症や膠原病などでSTSのみ陽性となること

（文献5より引用改変）

心電図

　自覚症状がない場合でも、偶発的に心電図異常が見つかることがある。帝王切開術時には麻酔や出血によって、循環動態が急激に変化しやすい。心電図異常が見つかった場合には、手術リスクの評価のために、当該科（麻酔科、循環器内科）に相談する。

下肢静脈エコー（図）

　肥満症例など下肢静脈血栓症のリスクが高い症例は、下肢静脈エコーによる血栓症のスクリーニングを検討する。

04 事前に行う検査

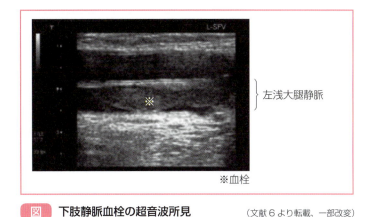

図 下肢静脈血栓の超音波所見　　　（文献6より転載、一部改変）

引用・参考文献

1) Cunningham, F. et al. "Reference table of normal laboratory values in uncomplicated pregnancies". Williams Obstetrics. 23rd ed. New York, McGraw-Hill, 2009, 1259-64.
2) 日本産科婦人科学会／日本産婦人科医会. "CQ606 妊娠中にHBs抗原陽性が判明した場合は？". 産婦人科診療ガイドライン：産科編2017. 東京, 日本産科婦人科学会, 2017, 354-7.
3) 日本産科婦人科学会／日本産婦人科医会. "CQ607 妊娠中にHCV抗体陽性が判明した場合は？". 前掲書2. 358-61.
4) 日本産科婦人科学会／日本産婦人科医会. "CQ610 HIV感染の診断と感染妊婦取り扱いは？". 前掲書2. 371-3.
5) 日本産科婦人科学会／日本産婦人科医会. "CQ613 妊娠中の梅毒スクリーニングと感染例の取り扱いは？". 前掲書2. 381-5.
6) 田中幸子ほか. 下肢深部静脈血栓症の標準的超音波診断法. 超音波医学. 35(1), 2008, 36.

【術中】01 直前の準備

埼玉医科大学総合医療センター産科麻酔科 助教　**野口翔平**　のぐち しょうへい
同 教授　**照井克生**　てるい かつお

はじめに

　帝王切開術の準備における特徴は大きく3つである。①超緊急で手術が必要となる可能性があること、②新生児に対する準備も必要であること、③助産師が手術準備、器械出し、助手を行う可能性があること。つまり、多くの準備を、通常よりも早く、慣れていない状況下でも行わなくてはならないという特殊性がある。

　本項では選択的（予定）帝王切開術の準備について述べるが、選択的帝王切開術の準備を早く確実に行い続けることが、超緊急時の対応への近道となると考える。

直前の準備

■母体背景の把握

　帝王切開術の準備に先立ち、母体背景の重要な部分を正確に情報収集することが、その後の準備の質を高める。情報収集は「決まった項目を決まった順番で行う」ことが、早く漏れがないように行う近道であると考えられる。参考までに、AMPLEを用いた方法を表に示す。

　収集した情報は産婦人科医、麻酔科医と共有し、帝王切開術に追加される処置はあるか、麻酔方法はどうするかといった議論を行い、準備する物品を検討する。

■物品準備

　基本的に必要となる物品は、病衣、点滴、麻酔器具、尿道カテーテル、除毛器具、消毒キット、手術器械、移動ベッド、産褥パットなどである。そのほかにも、帝王切開術では術野から大量の羊水と出血が溢れるため、手術台に十分な吸湿シートを敷くなど配慮が必要であることや、手術室入室後に胎児心拍数

01 直前の準備

表　AMPLE を用いた情報収集

Allergy アレルギー	抗菌薬、局所麻酔薬、アルコール、ラテックスなどが帝王切開術では重要なアレルゲンである。
Medication 投薬内容	最も重要であるのは抗凝固薬の有無であり、投薬下では脊髄幹麻酔が制限される場合もある。子宮収縮抑制薬、降圧薬はしばしば妊婦に使用される。合併症妊娠では、抗てんかん薬、向精神薬、ステロイド（副腎皮質ホルモン）なども使用される。
Past History / **P**regnancy 既往歴／妊娠週数	妊娠前からの既往や、経妊・経産歴について情報収集する。妊娠週数は手術方法や麻酔方法に影響するほか、新生児蘇生にも関わるため、必ず把握する。
Last Meal 最終飲食	最終飲食により麻酔方法は左右され得る。選択的帝王切開術では、経口指示を順守する必要がある。
Event / **E**mergency 帝王切開術の適応、児の情報／緊急度	帝王切開術を行う適応（＝理由）、児の状態を把握する。緊急度は準備において最も重要な情報となる。

第 1 章　選択的帝王切開分娩の流れ【術中】

を測定する施設もあり、物品は多く必要となる。施設ごとに帝王切開術の基本セットが決まっている場合が多いので、内容や置き場所を確認しておく必要がある。

　上記ルーチンでの物品準備のほかに、①超緊急時の準備、②大量出血時の準備を心得ておくのがよい。超緊急時の準備は、別項「第 3 章 03. 緊急帝王切開術・超緊急帝王切開術（グレード A）」を参照いただきたいが、緊急時の対応は、普段の対応の中で時間が短縮できるものや省略できるものを判断し、優先順位を付けて行っていくことが重要である。普段の準備を、超緊急時を想起しながら着実に行うのがよい。

　大量出血時には、大量の子宮収縮薬、バルーンタンポナーデ、輸血ルート、輸血製剤、子宮縫縮術用の器械、子宮全摘出術用の器械などが追加で必要となる。人手が多く必要となるため、手術部スタッフの人手を集めたり、高次医療施設へ搬送したりと重要な判断を要する。母体背景聴取時に、大量出血の可能性がどのくらいかアセスメントできると、準備がスムーズになる。

■児背景の把握

　帝王切開術では、新生児に対してもアセスメントや介入を要する。早産児であれば蘇生の対象となる可能性が高く、正期産児であっても新生児一過性多呼吸や胎便吸引症候群などで蘇生を要することもあるため、帝王切開術時にはルーチンで新生児蘇生の準備が必要となる。

　また、胎児期に特定の器質的疾患が判明している場合があり、出生時に特殊な蘇生を要するケースもある。蘇生を行う確率が高い場合には、新生児科がある施設では事前に分娩になる連絡を要するし、そもそも病態に見合った蘇生ができない施設では母体もしくは新生児搬送を考慮しなくてはならない。

　母親は自分のこと以上に児がどうなるかに不安を持っていることが多く、児の背景を把握した上での声掛けも重要な準備であろう。

■新生児物品準備

　物品準備はNCPR（neonatal cardio-pulmonary resuscitation：新生児蘇生法）アルゴリズム[1]に基づいて行うとよい。蘇生の場面場面でどういった物品が必要となるかイメージできれば、実践的であるし忘れにくい。ルーチンケア、呼吸と心拍の確認、持続気道陽圧(continuous positive airway pressure；CPAP)、人工呼吸、薬剤投与が迅速に行える準備が必要である。

　具体的には、ラジアントウォーマ、保温タオル（2枚以上）、聴診器、臍帯クリップ、臍帯剪刀、吸引器具、パルスオキシメータ、心電図モニター、マスク、換気バッグ、酸素、挿管セット（喉頭鏡、挿管チューブ、気管吸引キット）、緊急薬剤、臍処置の綿棒や結紮糸、測定用メジャーなど、準備が必要なものは少なくない。通常は施設ごとに、新生児蘇生器具がセットになっているため、用具の内容と置き場所は事前に確認しておくことが望ましい。

■絶飲食

　帝王切開術では、全身麻酔を行う可能性もあり、その際には妊婦であることが挿管困難や誤嚥リスクを高めるとされ、術前の絶飲食を行う。実際には、術前6～8時間の絶食、2～3時間の絶飲とする[2]。

■点　滴

　帝王切開術では、麻酔による低血圧や分娩時の出血に対して、短時間で大量の補液を必要とする。このため、18～20Gでの静脈ルートの確保が重要である。

01 直前の準備

> **看護師の対応ポイント！**
>
> 　安全に帝王切開術を実施するためには、院内規定の安全チェックリストに沿って、妊産婦本人から既往歴やアレルギーの確認を行う必要がある。手術室看護師としては安全に配慮することだけではなく、否定的に捉えがちな帝王切開分娩に対して、妊産婦本人が納得し、「自身が頑張って産んだのだ」という達成感を得ることができるような関わりも重要である。
>
> 　入室時の声や表情をよく観察し、こまやかに声掛けを行い、妊産婦のそばにいることが大切である。
>
> 　　　　　（埼玉医科大学総合医療センター総合周産期母子医療センター　看護師　関根真弓）

> **経腟分娩とはここが違う！**
>
> 　経腟分娩と最も異なる点は、「開腹手術を行う」という点である。つまり手術器具、麻酔、そして人手の準備が必要となる。物品だけでなく麻酔方法、麻酔の介助、薬剤の知識や、手術手順、手術器具の名称、器械出しなどの知識も必要となる。施設によっては、帝王切開分娩に関わる看護は主に手術室看護師が行うところもあるが、緊急時なども含め分娩部スタッフが関わるところもあるため、少ない機会で確実に準備方法と知識を身に付ける必要がある。

引用・参考文献

1) 細野茂春監修. 日本版救急蘇生ガイドライン2015 に基づく新生児蘇生法テキスト. 第3版. 東京, メジカルビュー社, 2016, 148p.
2) 日本麻酔科学会. 公益社団法人日本麻酔科学会 術前絶飲食ガイドライン. 2012. http://www.anesth.or.jp/news2012/pdf/20120712.pdf [2017. 11. 10]

【術中】02 麻 酔

埼玉医科大学総合医療センター産科麻酔科 助教 **野口翔平** のぐち しょうへい
同 教授 **照井克生** てるい かつお

はじめに～経腟分娩との違い～

「第1章 術中 01. 直前の準備」の項で述べたように、経腟分娩と帝王切開分娩との一番の違いは「開腹手術を行う」点である。つまり、麻酔が必須となり、安全で快適な麻酔が帝王切開術で分娩する妊婦のバースプランの基盤となることは言うまでもない。分娩部のスタッフとしては、帝王切開術を受ける妊婦の病棟看護はもちろんのこと、施設の規模やシステムにより、帝王切開術の看護（外回り、器械出し）を行うことも少なくない。

周術期看護を行うに当たり、麻酔の知識は必須となり、術後に顕在化する麻酔合併症もあるため、本項の内容が周術期看護に役立てば幸いである。

セキマとゼンマ

帝王切開術の麻酔には、大きく分けて2種類の麻酔方法がある。「脊髄幹麻酔」と「全身麻酔（全麻）」である。

脊髄幹麻酔には、「脊髄くも膜下麻酔」「硬膜外麻酔」と「脊髄くも膜下硬膜外併用麻酔」が含まれる。一般に脊麻と呼ばれるのは、脊髄くも膜下麻酔のことである。

脊髄幹麻酔と全身麻酔のメリットとデメリットの比較を表に示す。メリット、デメリットから分かるように、基本的には脊髄幹麻酔を行い、超緊急時や全身麻酔のメリットがデメリットを上回るときには全身麻酔を選択する。

脊髄幹麻酔

俗に言う「下半身麻酔」とは脊髄幹麻酔を指していることが多い。帝王切開術の麻酔においては、開腹時の創部痛（第10～第12胸髄）と子宮の内臓痛

02 麻酔

表 脊髄幹麻酔と全身麻酔との比較

	脊髄幹麻酔	全身麻酔
メリット	①気管挿管を避けられる ②児への薬剤曝露が最小である ③誕生の瞬間に母体の意識がある	①導入が速い ②長時間、確実な麻酔を維持できる ③確実な気道確保がなされている ④抗凝固療法中でも行える
デメリット	①麻酔導入に時間がかかる ②穿刺、麻酔に伴う合併症（硬膜穿刺後頭痛、低血圧、悪心・嘔吐など）が起こり得る ③抗凝固療法中は行えないことがある	①挿管時に誤嚥や気道確保困難など重篤な合併症が通常より高い確率で起こり得る ②児が薬剤に曝露される ③誕生の瞬間に母体の意識がない

（第10胸髄〜第1腰髄、第2〜第4仙髄）を主に防ぐ必要があるため、第10胸髄以下の神経ブロックを要する。実際には、腹膜の牽引や児娩出時の上腹部圧迫もあるため、不快感のない麻酔を行うには第4胸髄（T4）程度までの痛覚ブロックを目標としている。

　脊髄のどのレベルまで麻酔が効いているかを確認するために、コールドテストを行う。これは、痛覚がブロックされているときには、冷覚もともにブロックされていることに基づく。図1に人の皮膚分節（デルマトーム）を示す。アルコール綿や氷などで冷感の有無を確認し、冷感が消失する部分は麻酔が効いていると判断する。この際に触覚はブロックされないため注意が必要である。

　脊髄幹麻酔には脊髄くも膜下麻酔、硬膜外麻酔、脊髄くも膜下硬膜外併用麻酔が含まれ、それぞれにメリットとデメリットがある。各麻酔についての詳細を後述する（図2を参照）。

■ 脊髄くも膜下麻酔（脊麻：セキマ）

● 概要と手順

　脊髄くも膜下腔へ穿刺し、腔内に投薬することで鎮痛を得る麻酔方法である。手順は、側臥位をとり、消毒と覆布を行い、穿刺する（図3）。穿刺部位は脊髄円錐より尾側の第3第4腰椎間で行うのが通常である。脊髄くも膜下腔に到達すると脳脊髄液が逆流してくるため確認ができる。穿刺針を通じて投薬を行い、穿刺部のドレッシング（通常は絆創膏）を行い終了となる。投薬後は速やかに効果が現れ、下肢のしびれや殿部の熱感を感じるようになる。

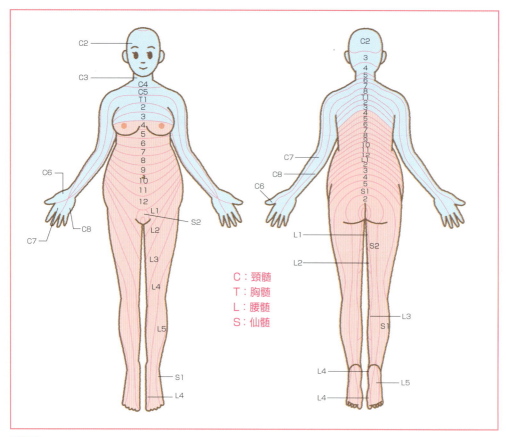

図1 皮膚分節（デルマトーム）
皮膚の感覚分節とそれに対応する脊髄神経を示す。

● 麻酔薬

◆ 局所麻酔薬

　産科領域で用いる局所麻酔薬にはリドカイン、メピバカイン塩酸塩（カルボカイン®）、ロピバカイン塩酸塩水和物、テトラカイン塩酸塩などがあるが、一般に脊髄くも膜下麻酔では、神経毒性の少ないブピバカイン塩酸塩水和物が用いられる。ブピバカイン溶液には高比重液と等比重液があるが、これは髄液と比べてブピバカイン溶液が重いか同程度かという違いである。高比重液は重力により効く範囲をコントロールできる。つまり右に効かせたければ右側臥位に、殿部に効かせたければ骨盤低位にするといったようにである。濃度差があるた

02 麻酔

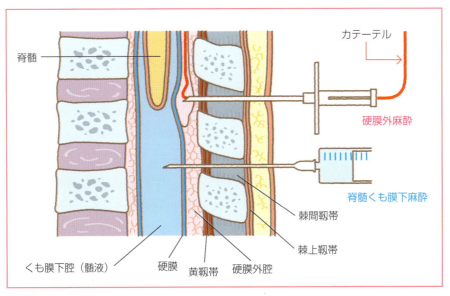

図2 脊髄幹麻酔の概略図

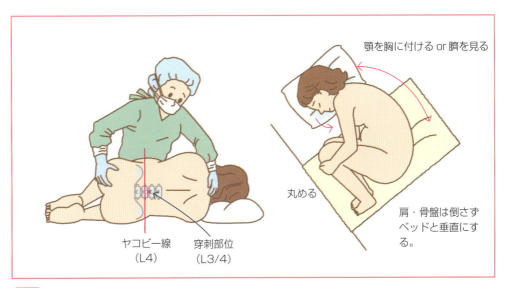

図3 脊髄幹麻酔の体位

め、拡散するスピードが早く効果発現も早いため、執刀までに時間を要さないところも高比重液の特徴である。多くの場合、約10分で執刀可能となる。等比重液は効果範囲のコントロールが難しく、ゆっくりと効果発現する。このた

め、血圧低下が著しくない点がメリットであるが、緊急帝王切開術には向かない。

●麻　薬

脊髄くも膜下麻酔では、フェンタニルクエン酸塩とモルヒネ塩酸塩が用いられる。

フェンタニルには、局所麻酔薬の効果を増強させるほか、内臓侵害刺激をブロックし、鎮痛や制吐作用をもたらす効果がある。一般に10～25μgが局所麻酔薬に併用される。効果発現時間は1時間程度である。

モルヒネは100～200μgの投与により、投与後12～24時間の術後鎮痛効果を得ることができる。副作用として、掻痒感や遅発性呼吸抑制がある。特に遅発性呼吸抑制は致命的となり得るため、呼吸状態の観察（呼吸数やパルスオキシメータの確認など）が必要である。

●脊髄くも膜下麻酔の注意点

◆体　位

図3のように脊椎の棘突起間を狙って穿刺するため、穿刺の成功はいかに棘突起を広げるように体位をとるかにかかっている。介助者が図3の体位を保持し、穿刺時の体動がないようにすることが重要である。また、穿刺の際には妊産婦の不安も強いため、介助中の声掛けによる看護も必要である。

◆穿刺針

穿刺針のポイントは「穿刺しやすいか」「硬膜穿刺後頭痛（postdural puncture headache；PDPH）が起こりにくいか」で医師が選択する。穿刺は針が太く、また先端が鋭であるほど容易である。逆に、PDPHは太針で鋭針であるほど頻度が高くなる。一般には24～27Gの太さで、Quincke針（鋭針）もしくはペンシルポイント針（鈍針）の穿刺針を選択する。当センターでは、27Gのペンシルポイント針を使用している（PDPHの詳細は別項「第2章08. 硬膜穿刺後頭痛」に譲る）。

硬膜外麻酔（硬麻：コウマ）

●概要と手順

脊髄くも膜下腔の外側、硬膜を挟んで外周に位置する硬膜外腔に麻酔薬を投与し鎮痛を得る方法である。麻酔の順序は、側臥位となり穿刺部の消毒と覆布を行い、穿刺する。穿刺部位は第2第3腰椎間もしくは第3第4腰椎間が一般

02 麻酔

的である。穿刺針が脊椎棘突起の棘間靱帯に到達したら、針にシリンジを接続しシリンジ内の生理食塩水もしくは空気を押して抵抗がある（針先が靱帯内にある）ことを確認する。硬膜外腔は陰圧であるため、針先が硬膜外腔に到達すると、針に接続したシリンジ内の生理食塩水もしくは空気を抵抗なく押すことができ、硬膜外腔へ到達したことを確認できる（これを抵抗消失法と呼ぶ）。硬膜外腔にカテーテルを留置しドレッシングで固定する。この際に、後述する試験投薬（テストドース）を医師が行う。ドレッシングは穿刺部の状態が観察できるように、透明なものがよい。

　また、脊柱に沿って固定を加えると長期留置しても抜けにくい。ただし、脊柱上に固定してしまうと圧迫による褥瘡の原因となるため、左右どちらかにずらして固定する。その後カテーテルに投薬を行い、適切な麻酔高となっていることを確認し執刀となる。

　硬膜外麻酔は脊髄くも膜下麻酔と比較して効果発現に時間がかかり、また麻酔効果も確実性に劣る。このため、選択的帝王切開術では選択されないことが多い。無痛分娩中で既に硬膜外カテーテルが挿入されている産婦の緊急帝王切開術や、急激な血圧低下が好ましくない基礎疾患を持つ産婦での選択的帝王切開術で適応とされる。

● 麻酔薬

　一般にリドカイン（キシロカイン®）が使用される。2%キシロカイン20 mLに重炭酸ナトリウム1 mLもしくはアドレナリン100 μgを添加し5 mLずつ5分ごとに分割投与すると、15分程度で執刀可能となる。重炭酸ナトリウムはキシロカイン溶液をアルカリ化することで効果発現時間を早める。アドレナリンは効果発現時間を早める作用があるほか、カテーテルが血管内迷入していた際にアドレナリン投与により心拍数が上昇するため気が付きやすい。安定した鎮痛を得るためにフェンタニル50 μgを添加してもよい。

　神経毒性の少ないロピバカイン塩酸塩水和物、レボブピバカイン塩酸塩、ブピバカイン塩酸塩水和物を用いると、執刀までに30分から1時間程度の時間を要する。

● 硬膜外麻酔の注意点

◆ 体　位

　脊髄くも膜下麻酔同様に脊椎の棘突起間を狙って穿刺するため、適切な体位が穿刺成功に重要である。

◆ 穿刺針

　硬膜外腔の穿刺針はカテーテルを留置するため、カテーテルが通過できる口径が必要となる。一般には18〜20Gの太さで、Tuohy針（カテーテルが挿入しやすい形状の針先）を選択する。

◆ テストドース

　カテーテルを硬膜外に留置する際、カテーテルの先端が血管内や髄腔内に迷入することがある。血管内に局所麻酔薬を投与すると局所麻酔中毒となり、髄腔内に局所麻酔を大量投与すると全脊髄くも膜下麻酔となり大変危険である。カテーテルを留置したら、シリンジを接続し陰圧を掛けて血液や髄液の逆流がないことを確認する。

　さらに1％キシロカインを3 mLカテーテルから投与し、局所麻酔中毒症状（耳鳴り、味覚異常、意識障害など）や脊髄くも膜下麻酔症状（下肢の運動麻痺）が起こらないかを確認する。局所麻酔中毒症状は血管内迷入していても少量のキシロカインでは起こらないこともあり、初回投与から麻酔高が確立するまでの間は、少量分割投与を行い、投与ごとに血液や髄液の逆流がないこと、局所麻酔中毒症状や脊髄くも膜下麻酔症状がないことの確認が重要である。

■ 脊髄くも膜下硬膜外併用麻酔（脊硬麻：セキコウマ、combined spinal epidural anesthesia；CSEA）

● 概要と手順

　前述した脊髄くも膜下麻酔と硬膜外麻酔とを組み合わせて行う麻酔方法である。硬膜外カテーテル留置を胸椎レベルで行い、脊髄くも膜下麻酔を腰髄レベルで行う2カ所穿刺法と、腰髄レベルで脊髄くも膜下麻酔と硬膜外カテーテル留置を同一穿刺で行う1カ所穿刺法がある。麻酔の手順は、前述の脊髄くも膜下麻酔、硬膜外麻酔に準ずる。

　CSEAは脊髄くも膜下麻酔と硬膜外麻酔のメリットが組み合わさって互いのデメリットを補完する麻酔方法である。急激な血圧低下を起こしたくないが、

02 麻　酔

確実で長時間の麻酔を得たいとき、脊髄麻酔単独では安定した麻酔が得られない麻酔歴や脊柱構造を有するときなどに適応される。麻酔手技が2つになるため、麻酔に要する時間の延長と手技の煩雑さがデメリットとなる。

● CSEA の注意点

・穿刺針

1カ所穿刺法の場合にはCSEA針を用いる。CSEA針は16～18Gで、まず硬膜外腔へ到達する。次に穿刺針の中に26～27Gペンシルポイントの内針を通していき硬膜穿刺し、脊髄くも膜下腔へ到達する。脊髄くも膜下腔に投薬した後、内針は抜去し、CSEA針にカテーテルを通して硬膜外に留置する。

2カ所穿刺の場合には、硬麻針と脊麻針の両方を使用する。

■ 脊髄幹麻酔のトラブルシューティング

● 低血圧

脊髄幹麻酔開始後は、「麻酔薬により血管が拡張すること」「仰臥位となること」で血圧が低下する。低血圧は母体に嘔気をもたらすだけでなく、胎盤への血流を減少させる。対処方法としては、①補液を行う、②昇圧薬を使用する、③子宮の左方転位を行う――が挙げられる。

補液は晶質液か膠質液を用い、入室時からボーラス投与しておく。晶質液の入室前の投与は、低血圧予防にはならない。

昇圧薬にはフェニレフリン塩酸塩（ネオシネジン）やエフェドリン塩酸塩が用いられる。希釈方法はさまざまであるが、ネオシネジンは50～100μg/mL、エフェドリンは4～5 mg/mLに希釈することが多い。当センターでは、収縮期血圧が100 mmHg以下もしくは平均血圧70 mmHg以下となったらネオシネジン50～100μgを静脈注射する。心拍数が70 bpm未満の場合には、ネオシネジンが徐脈を助長することがあるため、エフェドリン4～5 mgを使用している。

また、低血圧を生じた際に「皮疹が出ている」「昇圧薬に反応しない」ときには、アナフィラキシーショックを想起し医師へ報告すべきである。

● 呼吸困難感

脊髄くも膜下麻酔では術中に産婦が覚醒しているため、呼吸困難感を訴えることがある。呼吸困難感が起こった際にまず考えなくてはいけないことは、

ABC（airway：気道、breathing：呼吸、circulation：循環）の確認である。アナフィラキシーショック、心肺虚脱型羊水塞栓症、肺塞栓症は呼吸困難感から発症することもあるため、ABCを確認し呼吸困難感を訴えていることを医師に速やかに報告することが重要である。

麻酔に関連した呼吸困難感を訴える病態として、全脊髄くも膜下麻酔と呼吸補助筋ブロックがある。前者は脊髄の頸髄高位まで麻酔が及んでしまい横隔膜の麻痺が起こって呼吸が停止するため、人工呼吸を必要とする病態である。後者は胸髄高位まで麻酔が及び肋間筋麻痺が起こるために、胸が重苦しい感じがするが低酸素血症は来さないという病態である。呼吸困難感を訴えた場合には、こういった麻酔による合併症も念頭に置く。

● 嘔　気

脊髄くも膜下麻酔では術中に産婦が覚醒しているため、嘔気を訴えることがある。タイミングとして多いのは、麻酔後の低血圧時、胎盤用手剥離時、子宮縫合の際に子宮を腹腔外へ出すときである。低血圧時の対処は前述の通りである。

帝王切開術後半での嘔気は、子宮漿膜を含む腹膜の牽引によって起こる。速やかに医師に報告し、ドロペリドールやメトクロプラミドなどの制吐薬投与を行う。もちろん、頭蓋内出血を疑うような高血圧や頭痛、神経症状を伴っていないことを確認する。

● シバリング（震え）

手術後半から術後にかけて、開腹や破水、児娩出に伴った体温喪失により起こる。保温に努めることが第一である。

一方で、子癇発作による痙攣やショックに伴う不穏状態、制吐薬による錐体外路症状などと鑑別することも重要である。

● 搔痒感

脊髄くも膜下腔や硬膜外腔に投与した麻薬により起こる。術中に起こる場合には、顔面や体幹に痒みが出ることが多い。

搔痒感が強い場合には、ナロキソン塩酸塩で麻薬の拮抗を行うが疼痛は増強する。そのほかに抗ヒスタミン薬を投与する方法もある。

そのほかの術後合併症として、モルヒネによる呼吸抑制、硬膜穿刺後頭痛、神経障害、硬膜外血腫などが挙げられるが、別項「第2章03．麻酔合併症」を

02 麻 酔

参照されたい。

全身麻酔

　ここまでに述べたように、選択的帝王切開術では脊髄幹麻酔が第1選択となるため、分娩部のスタッフが全身麻酔の帝王切開術に関わるのは、超緊急時か脊髄幹麻酔で鎮痛が得られなかったときが想定される。全身麻酔での帝王切開術はまれであるし、準備する薬剤も異なり、挿管介助も必要となる。緊急の麻酔であることと挿管困難や誤嚥のリスクもあり、麻酔担当医の緊張度は高い。執刀医も緊急事態であること、児の麻酔薬の曝露を最低限に抑えることから、高い緊張度で手術に臨むこととなる。

　新生児に関しては、胎児機能不全や麻酔薬移行などによる蘇生を要する可能性があり、小児科医や新生児蘇生が可能なスタッフの立ち会いが望ましい。

　選択的帝王切開術での全身麻酔で分娩スタッフが術中看護を行うことはまれであるため、麻酔方法の詳細は本項では省略したい。

【術中】
03 手　順

聖隷浜松病院産婦人科・総合周産期母子医療センター 部長　村越　毅　むらこし たけし

はじめに

　帝王切開術は児娩出法の一つであり、また産科で一番行われている手術である。現在、日本では全分娩の約20％が帝王切開分娩であり、年間20万件程度の帝王切開術が施行されている。

　帝王切開術の目標は、母児ともに安全に分娩を終えることである。母児ともに合併症のない帝王切開術であることはもちろんのこと、次回妊娠にとっても安心であり、また、褥婦の満足度が高い帝王切開術が望まれる（表1）。これらの目標を達成するために、帝王切開術の術式にはさまざまな工夫がなされているが、「これが絶対」という術式は存在しない。逆に考えれば、現在行われている術式はいずれも母児の安全に対しては大きな差がないのかもしれない。

　帝王切開術の手順としては、適切な麻酔を行い、体位をとり、皮膚消毒を行った上で、開腹し、子宮切開のもと児と胎盤を娩出、その後子宮切開創を縫合し、閉腹して手術が終了する（図1）。このいずれの段階にも、エビデンスや経験、工夫が込められている。本項では、現在、標準的に行われている帝王切開術の術式について、手順を追って解説する。

表1　帝王切開術の目標

合併症のない帝王切開術
・出血量が少ない ・切開創の縫合不全がない ・児および他臓器を傷つけない ・術後感染症がない　など
次回妊娠に安心な帝王切開術
・癒着がない ・縫合不全がない　など
褥婦の満足度が高い帝王切開術
・傷の見た目がきれい ・術後疼痛が少ない ・術後合併症がない　など

帝王切開術の手順

■ 入室から消毒まで

　手術室に入室後に、麻酔科医や手術室看護師を含めて、本人確認や合併症お

03 手　順

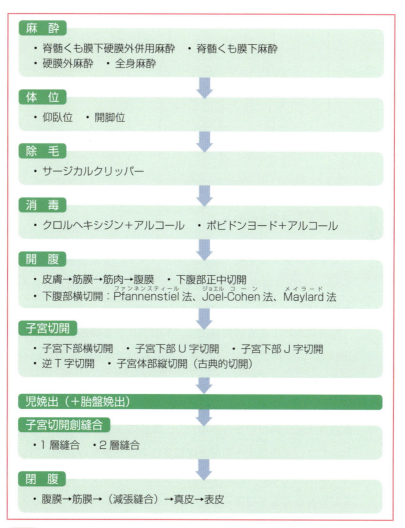

図1　帝王切開術の手順

よびアレルギーの確認などを行い、適切な麻酔を選択し実行する。ここまでの手順に関しては、別項を参照されたい。

　体位は通常は仰臥位で行われるが、開脚位で行われることもある。皮膚切開予定部位の体毛に関しては、体位をとった後にサージカルクリッパーなどで除毛する。以前行われていたカミソリによる剃毛は、皮膚表面の細胞を損傷し、細菌感染のリスクを増やす可能性があるため行わない。

　消毒はアルコール含有の消毒液を使用する。特にクロルヘキシジン（クロル

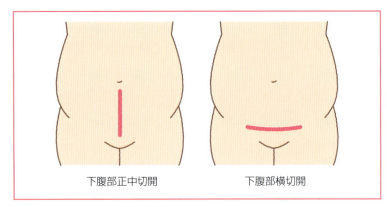

図2 開腹法の違い

ヘキシジングルコン酸塩液）とアルコールによる消毒が、ポビドンヨードとアルコールによる消毒よりも術後感染を減らす効果が期待できるため推奨される[1]。

■ 開 腹

　開腹における皮膚切開方法は、下腹部正中切開と下腹部横切開に二分される（図2）。いずれにおいても、帝王切開術の手技としての行いやすさ、術後の回復、疼痛、合併症などに差はなく、帝王切開術の適応や術者の技量、妊婦の希望などにより決定すればよい。ただし、前置癒着胎盤などで帝王切開術後に引き続き子宮全摘出術を行う場合や、腹腔内癒着が高度に予測される場合などにおいては、下腹部正中切開が選択されることが多い。

　下腹部正中切開の利点は、大きな視野がとりやすいために子宮全摘出術や癒着剝離術など帝王切開術と同時にほかの手術が行いやすいこと、将来的に下腹部の手術が必要なときに同じ皮膚切開で開腹可能であることなどであるが、欠点は、腹部の中心に傷が残るために美容的に目立ちやすいことが挙げられる。

　一方、下腹部横切開の利点は、皮膚割線や自然な皮膚の皺に沿った皮膚切開を行うことが可能なため美容的に目立ちにくいことにあるが、欠点は切開法によっては下腹部正中切開よりも視野がとりにくいこと、次回以降の下腹部手術において正中切開を選択せざるを得ない場合に切開線が逆 T 字もしくは十字となる可能性があることである。

　下腹部正中切開では、皮膚、皮下組織、筋膜、筋肉（白線）、腹膜のいずれも縦切開で行う（図3のa、c、d）。また、手術中に術野の延長が必要な場合

03 手　順

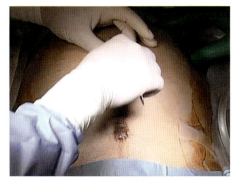
a. 下腹部正中切開

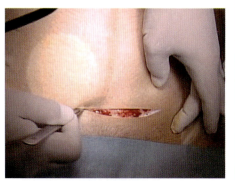
b. 下腹部横切開

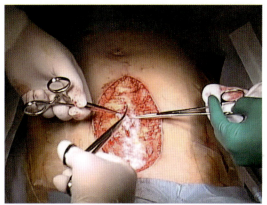
c. 下腹部正中切開における筋膜切開

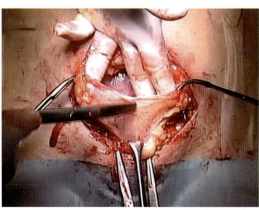
d. 下腹部正中切開における腹膜切開

図3 開腹法の実際

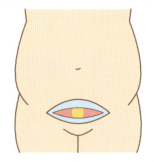
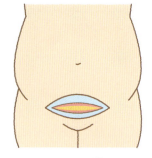

Pfannenstiel 法、Joel-Cohen 法
皮膚：横切開、筋膜：横切開、
腹直筋：白線にて左右に分ける、腹膜：縦切開

Maylard 法
皮膚：横切開、筋膜：横切開、
腹直筋：横切開、腹膜：横切開

図4 下腹部横切開における開腹法の違い

でも、上下（頭側・尾側）のいずれにも切開創を安全に延長可能である。

下腹部横切開（図3のb）では皮下組織の切開方向により、Pfannenstiel 法（もしくは Joel-Cohen 法）と Maylard 法に分類できる（図4）。そのほか、幾つかの方法（筋膜を縦切開する、筋膜をT字もしくは逆T字に切開するなど）も存在するが、本項では割愛する。

● Pfannenstiel 法と Joel-Cohen 法

Pfannenstiel 法は皮膚を横切開した後に、筋膜は横切開し、腹直筋は白線にて左右に分け、腹膜を縦切開し開腹する。

Joel-Cohen 法も切開方向は全て Pfannenstiel 法と同一だが、筋膜をメスで一部横切開した後に、指で一気に筋膜と白線を同時に引き裂くように腹膜まで到達するところに違いがある。

いずれの開腹法も安全に行えるが、Joel-Cohen 法が術後の合併症や手術時間などについて、やや勝っていると報告されている[2]。

● Maylard 法

Maylard 法が、Phannenstiel 法や Joel-Cohen 法と大きく異なるのは、腹直筋を筋膜切開と同じ方向に横切開（筋肉切開）することである。また、腹膜も同様に横切開する。皮膚切開から全て横切開で行うため、十分広い視野が得られる特徴と利点がある。

しかし、慣れないと腹直筋からの出血がやや多くなることや、膀胱損傷のリ

03 手順

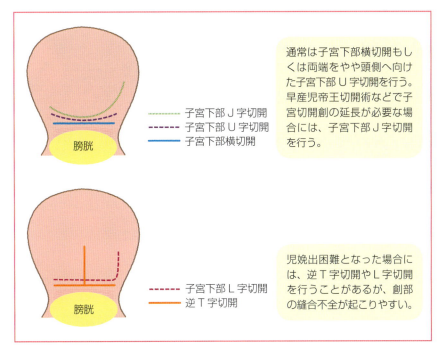

図5 子宮筋層の切開方法

スクがあるために注意が必要である。腹直筋を切開するが、術後の日常的なQOLに関しては問題ないとされる[3]。ただし、アスリートや声楽家など腹直筋を職業的に使用している女性に対しては注意が必要であろう。

Pfannenstiel法による2回目以降の開腹では筋膜と腹直筋との癒着により開腹が困難な場合があるが、そのような場合でもMaylard法では、容易にかつ安全に開腹が可能である利点がある。

■ 子宮切開

子宮切開は通常、子宮下部横切開が選択される。実際は横切開よりもやや両側を上方（頭側）に緩やかにカーブさせる子宮下部U字切開が用いられることが多い。子宮下部U字切開の場合には、児の娩出が困難な早産や横位などの場合でも速やかに子宮下部J字切開に切り替えることが可能である（図5）。また、特殊な場合には子宮体部縦切開や逆T字切開が選択されることもある。

子宮漿膜をメスもしくはクーパー剪刀にて剥離し、膀胱を下方に押し下げ、メスにて子宮筋層を横に（やや下方に凸となるように）切開する（図6）。破

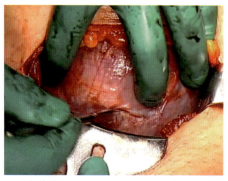

a. 子宮漿膜をメスで切開する（クーパー剪刀で切開する方法もある）。

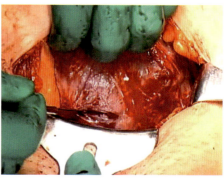

b. 子宮筋層をやや下方に凸（緩やかなU字）となるように切開する（図7）。このとき、破膜しないように注意する。

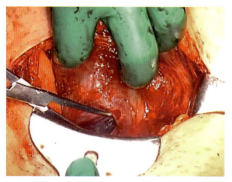

c. 卵膜が見えてきたらペアンにて鈍的に卵膜を露出させる。

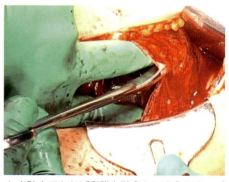

d. 未破水であれば卵膜を破らないようにクーパー剪刀にて左右に必要な長さだけ子宮筋を切開する（卵膜および児を傷つけないように、示指と中指を子宮筋外卵膜の間に挿入し切開する）。

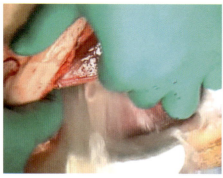

e. 指にて左右に切開創を広げる方法もある（破水している場合には児の損傷を避けるためにこちらを選択する）。

図6 子宮切開の実際

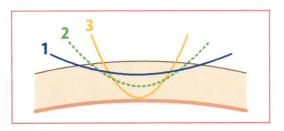

図7 子宮切開法のコツ
子宮筋層の切開は、最初は浅く広く（長く）、その後、徐々に深く狭く（短く）行う。この手順により破膜せずに絨毛膜へ達することが容易となる。

膜しないように注意して何回かに分けて子宮筋層を切開する（図7）。卵膜が見えてきたらペアンなどで鈍的に卵膜を露出させると破水を回避しやすい。子宮切開創はクーパー剪刀にて左右に切開する方法と、指にて切開創を広げる方法の2通りあるが、いずれでも問題ない[4]。ただし、クーパー剪刀を用いる場合には児の損傷に十分注意する必要があり、破水症例では指による子宮開創が推奨される。

■ 児の娩出

児の娩出は経腟分娩と変わらない。頭位でも骨盤位でも通常の経腟分娩と同様に娩出させる。頭位の場合には、破膜後に児頭を娩出させ、その後、前在肩甲、後在肩甲、体幹の順で娩出させる（図8）。努責および子宮収縮はないため、必要に応じて助手に子宮底を圧迫してもらい娩出を補助する。

児娩出後は、胎盤を娩出させる。臍帯を軽く牽引し子宮収縮に合わせて娩出させる方法と、子宮内腔に術者の手を挿入し胎盤と子宮とを剥離し娩出させる方法がある。胎盤娩出後は子宮内腔に遺残がないことと、子宮口が開大していることを確認する。

■ 子宮切開創の縫合

子宮切開創の縫合の基本は、子宮筋層の創縁を全層に合わせること（end to end）である（図9）。子宮筋層は厚みがあるため、児娩出後に子宮が収縮すると、切開断端は漿膜面に近い方がより遠位に引っ張られて、台形の斜面のようになっていることが多い。そのため、漿膜面での創縁と内膜面での創縁をしっかりと理解し全層縫合を行う必要がある。運針を間違えると、全層縫合を行っ

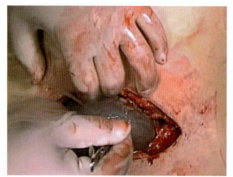
a. 破膜

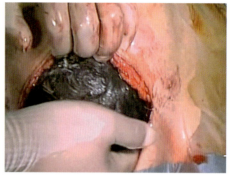
b. 児頭娩出時には努責が掛からないため、助手に子宮底を圧迫してもらい娩出力を確保する。

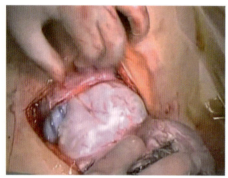
c. 前在肩甲娩出

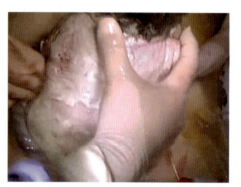
d. 後在肩甲娩出後に体幹を娩出する。

図8 児娩出の実際

児の娩出は基本的には経腟分娩と変わらない。図は頭位の症例だが、骨盤位でも基本的には経腟分娩と同様に娩出を行う。また、胎盤も臍帯を軽く牽引し子宮収縮に合わせて娩出する。

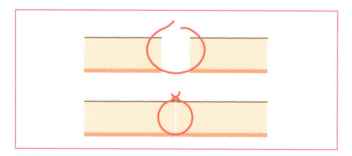

図9 子宮筋層縫合

子宮筋層縫合の原則は全層を end to end で縫合する。これにより子宮筋層の厚さが保たれ、縫合不全や子宮筋層の菲薄化を防ぐことができる。

03 手　順

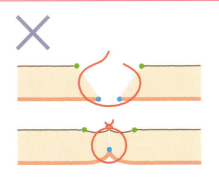 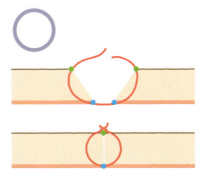

子宮筋層は厚みがあるため、断端は直角というよりは台形の斜面のようになっている。そのため、気を付けないと正しく創面の縁（●と●）を運針できないため、子宮内膜がテント状に折り込んだり、子宮筋層が全層ではなく途中までしか拾えないことになる。

創面の縁（●と●）を正しく運針すれば、全層はきちんと end to end で合わせることが可能である。

図10　子宮筋層縫合のピットフォール

ているつもりでも部分的にしか筋層が合っていなかったり、内膜面をテント状に折り込むように縫合していることがあり、将来的な縫合不全は筋層の断裂のリスクが増加する（図10）。

　子宮筋層は1層縫合と2層縫合が存在するが、いずれも短期的な予後に差は認めない[4]。しかし、1層目で確実に全層が縫合されていない場合には、2層縫合が望ましいと考える。2層目は1層目の創面を覆うように over layer で縫合する（図11）。いずれも単結紮でも連続縫合でも可能である。

　子宮筋層を縫合したら止血を確認する。子宮漿膜は、縫合する方法もあるが、無縫合でも問題ない。次回以降の帝王切開術では腹膜無縫合の方が膀胱のつり上がりが少ない。

■ 閉　腹

　止血確認後に、両側の付属器（卵巣・卵管）、子宮の異常（双角子宮などの形態異常、子宮筋腫など）を確認し、閉腹する。

　閉腹は開腹と逆の手順で行う（図12）。腹膜の縫合後に筋膜を縫合し、必要に応じて減張縫合を行い、真皮を縫合する（図13）。表皮は 3M™ ステリストリッ

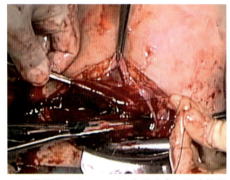
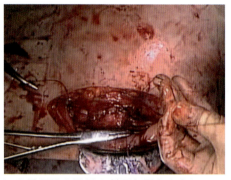

a. 1層目はend to endとなるように子宮筋層を全層縫合する。

b. 2層目は1層目の創面を覆うようにover layerで縫合する。

図11 子宮筋層縫合の実際　　いずれの縫合も、単結紮でも連続縫合でも可能。

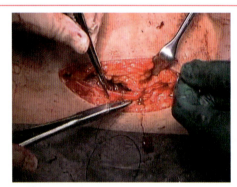
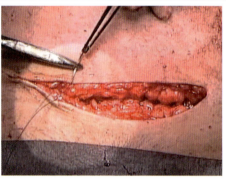

a. 筋膜同士を縫合する。

b. 真皮は細めのモノフィラメントの吸収糸で連続縫合する。

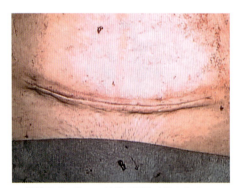
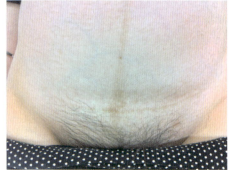

c. 創縁の2～3mm外側で運針することで、真皮での減張縫合を行う。

d. 1年後の創部

図12 閉腹の実際　　閉腹は開腹と逆の手順で行う。腹膜→筋膜→（減張縫合）→真皮→表皮。

03 手　順

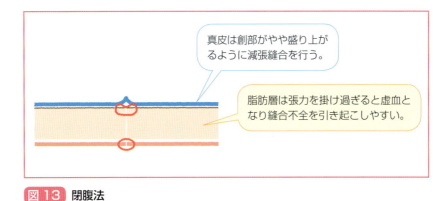

図13　閉腹法

プ™などで寄せて終了となる。減張縫合と真皮縫合を確実に行うことで美容的にも耐え得る傷痕となる。脂肪層は張力を掛け過ぎると虚血により縫合不全を引き起こすので注意が必要である。

　最後に、子宮収縮を確認し、腟鏡診にて悪露の流出があることと異常出血がないことを確認して手術を終了する。

引用・参考文献

1) Tuuli, MG. et al. A randomized trial comparing skin antiseptic agents at cesarean delivery. N. Engl. J. Med. 374(7), 2016, 647-55.
2) Mathai, M. et al. Abdominal surgical incisions for caesarean section. Cochrane Database Syst. Rev. (5), 2013, CD004453.
3) Giacalone, PL. Pfannenstiel versus Maylard incision for cesarean delivery : a randomized controlled trial. Obstet. Gynecol. 99(5 Pt 1), 2002, 745-50.
4) Dodd, JM. et al. Surgical techniques for uterine incision and uterine closure at the time of caesarean section. Cochrane Database Syst. Rev. (7), 2014, CD004732.

Memo

【術中】
04 器械出し

聖隷浜松病院 助産師　**中村智美**　なかむら さとみ

📝 はじめに

　母児の状況で緊急を要し、迅速な対応が求められる場合、中央手術室ではなく、分娩室に併設している分娩部手術室で予定外・緊急帝王切開術を行うことがある。手術には直接介助者・間接介助者の2名が必要となるが、産科病棟勤務助産師・看護師が器械出しを行うことで、迅速に緊急手術を行うことができる。

　産科病棟勤務助産師・看護師が器械出しを行えるよう、直接介助の方法や器械出し教育のポイント、選択的（予定）帝王切開術と緊急帝王切開術との器械出しの違い、間接介助の方法を紹介する。

📝 直接介助の仕方

■ 1. 手術器械オープン

・それぞれ滅菌有効期限内か、破損がないかを確認してから開ける。

1) 麻酔キットを開ける。
① 25G針、硬脊麻針、フィルター、硬膜外カテーテルチューブをキット内に入れる。
② 消毒トレイに消毒液を入れる。
・消毒薬が有効期限内であることを確認する。
・消毒液が硬脊麻針に付かないように入れる。
・アルコールアレルギー患者はポビドンヨードで消毒するため、アレルギーの有無を確認する。

2) 帝王切開セット、カイザーキットを開ける。
3) 器材（滅菌手袋、縫合糸など）を開ける。
① 手袋（執刀医用・介助医用・器械出し用）を開ける。
・ラテックスアレルギーの患者にはラテックスフリーの手袋を使用する。
② 縫合糸（子宮縫合用、腹膜縫合用、筋層縫合用）を開ける。

■2. 手術時手洗い（もみ洗い法）を行う

1）ゴーグルを装着する（マスク、帽子は手術室入室時に着用済み）。

2）手術時手洗いをする。

①流水と薬液（ポビドンヨードかクロルヘキシジングルコン酸塩）を用い、手指と前腕を予備洗いする。

②薬液で手指、指間、手掌、手背、手関節、前腕から肘関節上部までもみ洗いし、薬液を洗い流す。

③もう一度、または何回かもみ洗いをする場合には、肘関節以下、手掌以下など、前回洗った部位より範囲を狭くして洗う。また、手の位置を肘関節より高く保つ。

- 薬液の泡などが洗ってない部位から洗った部位に下降してくることを防ぐ。
- 合計3～5分程度の時間をかけて洗う。
- 手術着をぬらすと、ガウンの裏側に染みて不潔となるため、ぬらさない。

④薬液を流すときには、指先を上に向けながら肘を軽く曲げて、流水で手と前腕をすすぐ。

⑤すすぎ終えたら、肘を腰より上、手を肘より高くし、指先を上に向けた姿勢を保つ。

- 水分が未洗浄の肘関節上部から、洗浄済みの部位へ下降することを防ぐ。

3）滅菌手拭きタオルで拭く。

①滅菌手拭きタオルを2枚取り出す。

②指先から手全体を拭いてから滅菌手拭きタオル1枚を手首に掛け、手関節から上腕方向に向かって拭き取る（図1）。

③肘関節上部まで拭いた滅菌手拭きタオルは、ほかの部位に触れないように皮膚から離し、捨てる。

④もう1枚の滅菌手拭きタオルで、逆側の腕を同様に拭く。

- 未洗浄の部位から洗浄済みの部位へ微生物の伝播を防ぐため、拭き戻さず、滅菌手拭きタオルも左右1枚ずつ使用する。

4）速乾性手指消毒薬を用い手洗いする。

- 手洗い後、手は胸の高さの位置で、視野内に置く。腰より下部は不潔領域と見なす。

04 器械出し

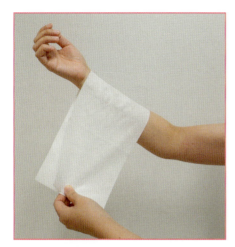

図1 滅菌手拭きタオルでの拭き方

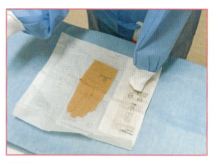

図2 クローズド法による手袋装着

■3. ガウンテクニック、手袋装着

1）ガウンテクニック

2）手袋装着

- 両手を袖口に入れたまま、滅菌手袋の内包装紙を開封し、装着する（クローズド法）（図2）。

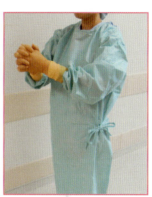

図3 手洗い後、手は胸の高さの位置で、視野内に置く

- 超緊急時は、手術時手洗いのもみ洗い法を省略し、①速乾性手指消毒薬で手洗い、②手袋装着、③ガウン装着の順番に行う。
- 手洗い後、手は胸の高さの位置で、視野内に置く。腰より下部は不潔領域と見なす（図3）。

■4. 手術器械を並べ、使用できるように準備

1）器械カウントしながら、帝王切開セットを使いやすいように並べる（図4）。

2）メイヨー台カバーを出し、メイヨー台にかぶせる。

3）カイザーキット内の以下の物をセッティングする。

①♯20メス刃取り付け

- ペアンでメス刃をつかみ、取り付ける（素手で取り付けないこと）（図5）。

②電気メス（図6・右上）、吸引準備

1. 電気メス刃の先端が3mmほど出るように合わせて、ネラトンカテーテ

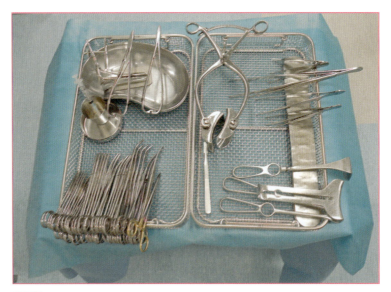

図4 帝王切開セットを使いやすいように並べる

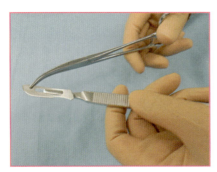

図5 ペアンでメス刃をつかみ、取り付ける

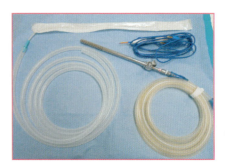

図6 電気メス・吸引準備

ルを直剪刀で切る。

※ラテックスアレルギーの人にはネラトンカテーテルを使わず、シリコンチューブを使用する。

2. 吸引チューブに外科用吸引し管を付ける（母体腹腔内用）（図6・右下）。
3. 吸引チューブに8Fr吸引チューブを付ける（児鼻腔・口腔内用）（図6・左）。

③ガーゼ
- ガーゼカウントし、外回り看護師に報告する。

04 器械出し

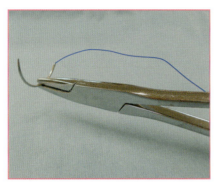

図7 針は糸との接続部から3分の1の部分を、針と持針器の長軸とが90度となるように把持する

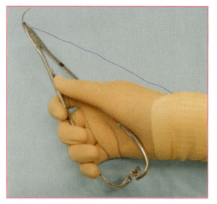

図8 糸が絡まないように注意する

④子宮筋肉注射用オキシトシン（アトニン®）5単位吸い上げ
- 医師に術中に筋肉注射を行うか確認後、吸い上げをする。

⑤縫合糸準備（子宮縫合用2本スタンバイ）
- 持針器のロック部分が手のひら側にならないように把持する（ロック部分を手袋に引っ掛け、破かないため）。
- 針は糸との接続部から3分の1の部分を、針と持針器の長軸とが90度になるように把持する（図7）。
- 糸が絡まないように注意する（図8）。

5. 消毒、消毒拭き取り

1) 消毒綿球と消毒鉗子を渡す。
2) 消毒終了後、消毒拭き取り用タオルを渡す。
- 超緊急時はポビドンヨードを患者の腹部にかけ、手術が開始されることもある。

6. リネン掛け、セッティング

1) 医師に全面ドレープを渡す。
2) 全面ドレープを掛ける。
3) メイヨー台を入れる。
4) 電気メス・吸引チューブをセッティングする。
5) 術野にガーゼを出す。
6) 執刀から児娩出までに必要なものをメイヨー台に載せる（図9）。

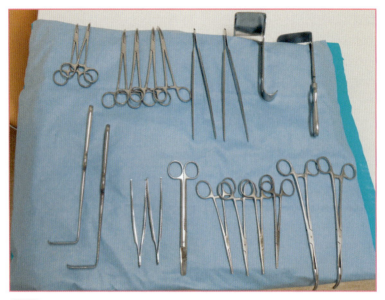

図9 執刀から児娩出までに必要なものをメイヨー台に載せる

（上段左から）ペアン鉗子・短反×2、ペアン鉗子・長反×4、無鉤鑷子・長×2、吾妻三弁腹壁固定器の鉤（前の鉤）、筋鉤・大（横の鉤）×2
（下段左から）A2筋鉤×2、有鉤鑷子・短×2、クーパー・長反、コッヘル鉗子・短直×4、ミクリッツ腹膜鉗子×2

■7. 手術開始〜腹膜切開

1) 医師に指示された器械を渡す。
   - 器械の渡し方：医師が器械を持ったときに、持ち直さずすぐに使えるように渡す。
   ①メス、鑷子、注射器：えんぴつ持ちとなるように渡す（図10〜12）。
   ②鉗子、剪刀、筋鉤：持ち手を手のひらに当てるように渡す（図13〜15）。
   ③持針器：ロック部分が医師の手のひらを向かないこと、針先が上を向くように渡す（図16）。
2) 腹膜が開いたら、基本的に器械は長い物・鉤なしの物を使用するため、子宮縫合まで使用する物をメイヨー台に移動する（ペアン鉗子・長直×4、ペアン鉗子・短反×1、オキシトシン5単位注射器、マチュー持針器＋縫合糸×2）。
3) 器械は使用後全てメイヨー台の上に戻す（児を傷つけないために）。

04 器械出し

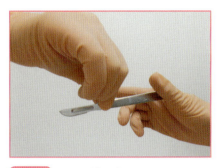

図10 メスの渡し方

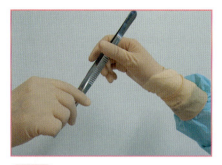

図11 鑷子の渡し方

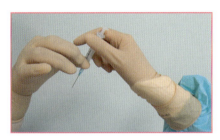

図12 注射器の渡し方

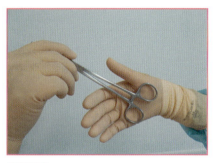

図13 鉗子の渡し方

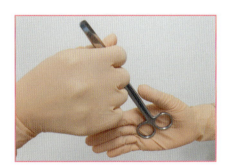

図14 剪刀の渡し方

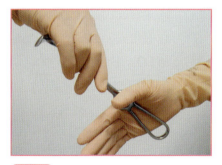

図15 筋鉤の渡し方

4) ガーゼが汚れていたら新しいガーゼを術野に出す。

■8. 子宮切開〜児娩出・胎盤娩出

1) メスで子宮切開し、ペアン鉗子または有鉤鑷子で破膜する。

2) 児娩出

①ペアン鉗子2本で臍帯を挟み、間をクーパー・長反で切る。
②児はベビーキャッチ助産師に受け渡す。
③ペアン鉗子2本で児の臍帯を挟み、間をクーパー・長反で切る。臍帯の中間部分を受け取る。

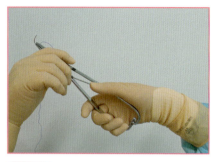
図16　持針器の渡し方

- 双胎、品胎時は、第1子、第2子、第3子と区別が付くように、色テープを付けたペアン鉗子を使用する。

3）胎盤娩出
- ベビーキャッチ助産師が切断された臍帯や胎盤を医師から直接受け取れない場合には、メイヨー台の隅に保管し、助産師が来たら渡す。

4）オキシトシン5単位を子宮筋肉注射する。
①注射器を医師に渡す。
②使用済みの注射器は、針を下にして薬杯に入れる。

9．子宮縫合〜腹膜縫合〜筋膜縫合〜皮膚縫合
1）子宮縫合完了前、腹膜縫合完了前までにおのおのガーゼカウントを行う。
2）縫合糸を付けた持針器を医師へ渡す。
3）使用済みの縫合糸は、薬杯に入れる。

10．ドレッシング
1）3M™ ステリストリップ™ を貼付する。
2）サンドガーゼを当てる。

11．腟内消毒
1）自分が不潔にならないように、メイヨー台をどける。
2）膿盆、クスコ氏腟鏡、無鉤鑷子・長、ベンザルコニウム塩化物液含浸綿球、ガーゼを渡していく。
3）腟内へのガーゼ留置の有無、枚数、今後の抜去時間の指示を受け、間接介助看護師に告げる。
- 出血がある場合には、再縫合の可能性があるため、最後まで清潔を保つ。

12．清　拭

04 器械出し

器械出し教育のポイント

　ベビーキャッチに入りながら器械出しを見る機会はあるが、一連の流れを十分に見ることはできない。そのため、器械出し一人立ちまでのステップを以下に示す。

1) いつでも見ることができる器械出し手順の写真を掲載したマニュアルで自己学習
2) デモンストレーション形式の勉強会
3) 器械に触れる時間を多くした勉強会
4) 器械出しができる助産師や医師の見守りのもと、器械出し実践
5) 器械出し一人立ち：勉強会だけでは器械出しが身に付かないため、週1回帝王切開術器械を手術室から借用し、助産師の指導のもと個別でシミュレーションしながら器械出しの勉強を行っている。また今後、動画を見て自己学習できるよう、eラーニングの作成を考えている（図17）。

予定手術と緊急手術との器械出しの違い

　予定手術時は、器械出し準備を十分に整えてから患者を受け入れることができる。しかし、緊急手術時は、患者受け入れと器械出し準備とが同時進行となる。器械が並んでいない、縫合糸の準備ができていないまま、手術を開始することもある。優先順位を考えながら準備し、手術がスムーズに進行するように器械出しすることが重要となる。

間接介助の方法

1) 手術進行の補助（器械・器材の補充、ガーゼカウント）
2) 患者の全身管理（バイタルサインの観察、薬剤投与、麻酔の副作用観察、In-Outバランス確認、出血量測定）
3) 手術記録の実施

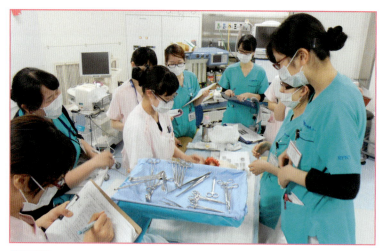

図17 シミュレーションによる器械出しの教育

経腟分娩とはここが違う！

　経腟分娩は助産師が主体となって分娩介助をするが、帝王切開は手術であるため医師が分娩の主体となる。しかし、器械出しとして医師の補助をすることで、児娩出に関わることには変わりない。緊急手術となるまで、妊産婦と密に関わっていたのは助産師である。娩出方法は異なるが、助産師が器械出しを行うことで、母児を救命するとともに妊産婦に寄り添い続け、児娩出に関わることが大切である。

【術中】
05 早期母子接触

聖隷浜松病院総合周産期母子医療センター新生児科 主任医長　**杉浦　弘** すぎうら ひろし

はじめに

　1996年、WHOによる「Care in normal birth：a practical guide（正常出産のケアに対する実施のガイド）」[1]が示され、出生直後の新生児のケアにおいて可能な限り早期に母親と接触することが重要とされている。その根拠には母子間の愛着形成、母体皮膚からの正常細菌叢の移行・定着や、児の体温や血糖値、バイタルサインの推移、安静度の具合や良好な母乳分泌などがある。加えて、出生後1時間以内の児による乳頭刺激が児娩出後の子宮の収縮を促進することから、早期母子接触時の直接授乳が推奨されている。

　わが国では2012年、日本周産期・新生児医学会から「早期母子接触」実施の留意点[2]が発表された（表）。その中で、正期産新生児の出生直後に実施する母子の皮膚接触をNICUで早産児に行われるカンガルーケアと区別して「早期母子接触」と呼ぶことが提唱されている。

効　果

■ 科学的検討結果

　早期母子接触は近年科学的に検討されている。早期母子接触とこれまでのケアの比較についてのシステマティックレビュー[3]では、生後6時間の新生児の心拍数、呼吸状態、SpO_2（経皮的酸素飽和度）から算出されるSCRIP（stability of the cardiorespiratory system in premature infants）スコアが良く、生後75～180分の血糖値が10mg/dL高く、生後90～150分の腋窩体温が0.3℃高くなり、児の全身状態をより安定させる結果となることを示した。また出生直後の新生児の啼泣時間から、早期母子接触を行った児の安静度は高く、新生児の授乳状態をスコア化したIBFAT（infant breastfeeding assessment tool）スコアでは初回授乳時のスコアが高く、分娩後3日目の母親の乳房の張り・痛み・硬さが少なく、産後1～4カ月の母乳育児率が1.2倍、生後6カ月までの

表 早期母子接触実施の留意点

1. 「カンガルーケア」とは、全身状態が安定した早産児にNICU（新生児集中治療室）内で従来から実施されてきた母子の皮膚接触を通常指す。一方で、正期産新生児の出生直後に分娩室で実施される母子の皮膚接触は、異なるケアが求められるにもかかわらず、この「カンガルーケア」という言葉が国内外を問わず用いられ、用語の使用が混乱している。そこで、正期産新生児の出生直後に実施する母子の皮膚接触については、ここでは「早期母子接触」と呼ぶ。
2. 出生直後の新生児は、胎内生活から胎外生活への急激な変化に適応する時期であり、呼吸・循環機能は容易に破綻し、呼吸循環不全を起こし得る。従って、「早期母子接触」の実施にかかわらず、この時期は新生児の全身状態が急変する可能性があるため、注意深い観察と十分な管理が必要である（この時期には早期母子接触の実施にかかわらず、呼吸停止などの重篤な事象は約5万出生に1回、何らかの状態の変化は約1万出生に1.5回と報告されている）。
3. 分娩施設は、「早期母子接触」実施の有無にかかわらず、新生児蘇生法（NCPR）の研修を受けたスタッフを常時配置し、突然の児の急変に備える。また、「新生児の蘇生法アルゴリズム」を分娩室に掲示してその啓発に努める。
4. 「早期母子接触」を実施する施設では、各施設の実情に応じた「適応基準」「中止基準」「実施方法」を作成する。
5. 妊娠中（例えばバースプラン作成時）に、新生児期に起こり得る危険状態が理解できるように努め、「早期母子接触」の十分な説明を妊婦へ行い、夫や家族にも理解を促す。その際に、有益性や効果だけではなく児の危険性についても十分に説明する。
6. 分娩後に「早期母子接触」希望の有無を再度確認した上で、希望者にのみ実施し、そのことをカルテに記載する。

（文献2より引用）

完全母乳率が1.5倍高くなることを示した。

　つまり、早期母子接触は出生直後の児の全身状態を安定化させ、結果、母子ともに順調に授乳行動が進むことが分かった。一方で接触時間の長さによる比較では、接触時間が10分を超えるか否かで母乳率、母乳期間や児の体温に影響はなかった。

施行基準

- バースプランにおいて母親からの希望がある場合。
- 在胎週数に関係なく全ての母体・新生児が対象である。
- 新生児は呼吸循環が安定していると判断されれば、気管挿管管理下でも行う。

05 早期母子接触

第1章 選択的帝王切開分娩の流れ【術中】

　当院において帝王切開分娩時に行われる早期母子接触については、2009年に手術室看護師の中村ら[4]が帝王切開分娩時の早期母子接触方法について検討し、後述する環境整備が加わり、それまで、立ち会う新生児科医によって行われたり行われなかったりしていた方針から全例施行されるようになった。つまり、当院の早期母子接触対象は、特別な意思表示がない限り全例と考えていただいてよい。ちなみに当院では緊急はもちろん、選択的（予定）帝王切開術についても新生児科医が立ち会っており、母体が全身麻酔下にあろうと、児が気管挿管管理下にあろうと、新生児科医と看護師の協力のもと、母親と児の安全を図りながら早期母子接触を行っている。

　では、さまざまなマイナーチェンジを経て現在当院で行っている早期母子接触の手順を紹介する（図1）。

(1) 帝王切開術が決定した時点で産科スタッフから両親に早期母子接触についての説明が行われる。

(2) 新生児科医は帝王切開術前に必ず助産師より母体および胎児情報の申し送りを受け、バースプランも確認する。

(3) 手術室は母体への麻酔薬投与後に室温を26～27℃に設定する。

(4) 新生児蘇生法[5]にのっとり、新生児科医が出生後の児の全身状態が安定していることを確認する。ルチーンケアのみで安定しているのであれば、パルスオキシメータの装着は必ずしも行っていない。

(5) 処置時に用いた温かいタオルで児をくるみ、新生児科医または助産師によって母親の胸に運ぶ。くるんでいたタオルの腹側を開き、児の頭部が母親の乳房の頂点付近に、児の足は母親の胸のやや下に来るように腹ばいで、母親と児の皮膚がしっかり接触するように寝かせる。新生児の頭部は表面積が大きいので、保温のために可能な限りタオルで覆う。気道が閉塞しないように児の顔は母親の顔の方に向け、母親の乳房で口と鼻がふさがれないようにする。最後に母親に両手で児の体と頭部を包み込んでもらう。その後は転落しないように観察を行っていれば母親に委ねてもよいし、医療者が手を添える場合もある。

(6) 母子接触中は必ず母子に付き添って児の状態を確認する。前述の通りパルスオキシメータは装着していないため、呼吸状態とチアノーゼ、口腔内分泌物

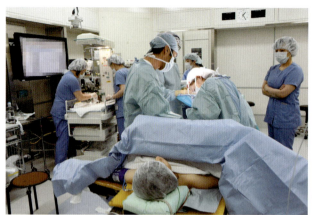

①執刀開始
母体への麻酔薬投与後に室温を26〜27℃に設定する。

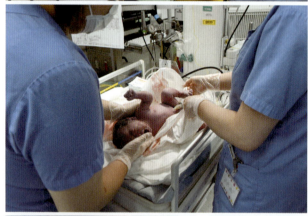

②新生児のケア
新生児蘇生法にのっとり、新生児科医が出生後の児の全身状態が安定していることを確認する。

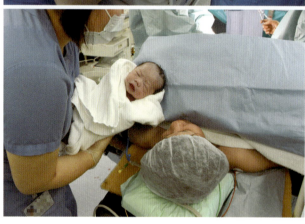

③対面
処置時に用いた温かいタオルで児をくるみ、新生児科医または助産師によって母親の胸に運ぶ。

（写真は許可を得て掲載）

図1 当院の帝王切開術時の早期母子接触手順

05 早期母子接触

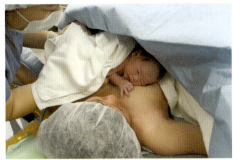

④早期母子接触 その1
くるんでいたタオルの腹側を開き、児の頭部が母親の乳房の頂点付近に、児の足は母親の胸のやや下に来るように腹ばいで、母親と児の皮膚がしっかり接触するように寝かせる。

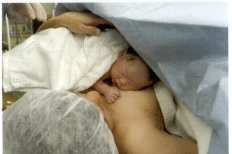

⑤早期母子接触 その2
気道が閉塞しないように児の顔は母親の顔の方に向け、母親の乳房で口と鼻がふさがれないようにする。

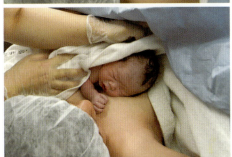

⑥早期母子接触 その3
新生児の頭部は表面積が大きいので、保温のために可能な限りタオルで覆う。

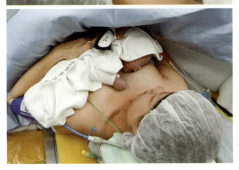

⑦早期母子接触 その4
母親に、両手で児の体と頭部を包み込んでもらう。
※母子接触中は必ず母子に付き添い、児の呼吸状態やチアノーゼ、口腔内分泌物の量に注意する。

第1章 選択的帝王切開分娩の流れ【術中】

の量に注意する。

(7)これまでのところ早期母子接触時に緊張する母親はいないが、帝王切開術自体に緊張し不安になっている母親には、母子接触前・最中などに声を掛け、出産の成功を一緒に祝うようにしている。

　前述の当院の中村らによる工夫を示す (図2)。2009年以前は母親の胸に心電図電極が貼られ、児の皮膚にモニターの痕が残ったり、母親の指を挟むタイプの大きなパルスオキシメータのプローブやマンシェットのエアホースによって、児を包み込んだり、頭をなでたりしにくかった。前述の中村らの検討以後、心電図電極は母親の肩に貼られ、プローブは指に巻くタイプにし、マンシェットのエアホースの向きを変更し、早期母子接触を行いやすい環境が整備された。この検討経過によって、以前から周産期医療に理解のあった当院の手術室所属の看護スタッフや帝王切開術に関わる産科医、麻酔科医もより理解を深め、術中に麻酔機器周辺に新生児科医が立ち入り、母親の胸で児が数分にわたり過ごすことを出産後の母子の当然の行いとして一緒に見守っている。

中止基準

- 新生児の呼吸障害やチアノーゼの出現、SpO_2や心拍数の低下がある場合。
- 母親の術中診察や蘇生を必要としている状態の場合。
- 実施の希望がない場合。

　経腟分娩と比較し帝王切開分娩によって出生した新生児は、呼吸障害発症のリスクが高いことが知られている[6]。早期母子接触を施行する際は、経腟分娩時に比べ呼吸状態が十分安定してから施行することに加え、施行中も呼吸状態の変化に注意を払わなければならない。さらに乳幼児突発性危急事態 (apparent life threatening event；ALTE) に対する注意が十分に必要と考えるが、わが国の久保、吉永の報告[7,8]では、早期母子接触によってALTEは増加しないとされる。当院においても経腟分娩と帝王切開分娩とで早期母子接触の施行に特に違いはない。加えて帝王切開分娩は経腟分娩に比較し母乳分泌が悪いことが報告されている[9,10]ため、早期母子接触により少しでも母乳の分泌に寄与できればと考えている。

05 早期母子接触

非観血的血圧測定

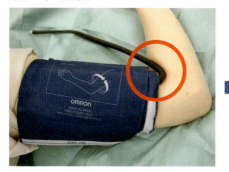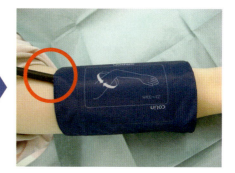

マンシェットのエアホースを肘側から肩側に出すことで、赤ちゃんを抱くときにエアホースを折らずに正確に測定できるようにした。

心電図

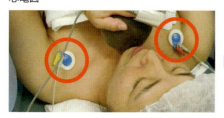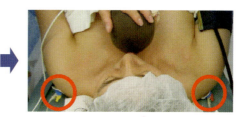

両胸に装着していた心電図電極を両肩の背側部に装着するように変更することで、児の皮膚を傷つけないようにし、かつ正確にモニタリングできるようにした。

パルスオキシメータ

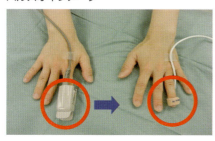

プローブを成人用から小児用に変更し、児に触れたときに児の皮膚を傷つけないように、かつ正確にモニタリングできるようにした。

（写真は許可を得て掲載）

図2 術中の母体管理の変更点

さいごに

「生物学的なヒトとして生まれ何らかの母子接触を行う」という当たり前の自然な行為を、早期母子接触と称して科学的根拠を確認し、ガイドラインとし

て推奨されなければ行われない現状は、よく考えると滑稽とも思える。しかし、戦後から経済成長に至る日本社会の変化の過程の中で、分娩場所が自宅や助産所から医療機関に変わり、医療者が新生児を管理するようになった。帝王切開術による分娩が増加し、加えて出生後に起こり得る児の危機的変化に対しての訴訟などを考慮すると、仕方のないことなのかもしれない。周産期に関わる医療者は、推奨だからではなく当然の行為として捉えながらも、せっかく得られた医学的根拠から、早期母子接触が出生直後だけでなく、その後の乳幼児期の育児にまでも影響を与えることをよく理解し、早期母子接触が安全かつ幸せな時間となるように努める必要がある。

引用・参考文献 >>

1) WHO. Care in normal birth：a practical guide. 1996. http://apps.who.int/iris/bitstream/10665/63167/1/WHO_FRH_MSM_96.24.pdf［2017. 10. 12］
2) 日本周産期・新生児医学会.「早期母子接触」実施の留意点. 2012. https://www.jspnm.com/sbsv13_8.pdf［2017. 10. 12］
3) Moore, ER. et al. Early skin-to-skin contact for mothers and their healthy newborn infants. Cochrane Database Syst. Rev. 11, 2016, CD003519.
4) 中村智美ほか. 帝王切開術中の早期母子接触マニュアルの作成. 第61回日本病院学会. 2011.
5) 山田崇春ほか. "ルーチンケア". 日本版救急蘇生ガイドライン2015に基づく：新生児蘇生法テキスト. 第3版. 細野茂春監修. 東京, メジカルビュー社, 2016, 49.
6) Zanardo, V. et al. Neonatal respiratory morbidity risk and mode of delivery at term：influence of timing of elective caesarean delivery. Acta Paediatr. 93(5), 2004, 643-7.
7) 久保隆彦. 分娩室・新生児室における母子の安全性についての全国調査. 財団法人こども未来財団. 平成23年度児童関連サービス調査研究事業報告書. 2012.
8) 吉永宗義. 出生直後の母児接触のあり方に関する調査. 財団法人こども未来財団. 平成20年度児童関連サービス調査研究事業報告書.「妊娠・出産の安全性と快適性確保に関する調査：研究」. 2010, 48-58.
9) Evans, KC. et al. Effect of caesarean section on breast milk transfer to the normal term newborn over the first week of life. Arch. Dis. Child. Fetal Neonatal Ed. 88(5), 2003, F380-2.
10) Prior, E. et al. Breastfeeding after cesarean delivery：a systematic review and meta-analysis of world literature. Am. J. Clin. Nutr. 95(5), 2012, 1113-35.

【術後】01 帰室直後のアセスメントとケア

昭和大学医学部産婦人科学講座 助教　新垣達也　あらかき たつや
同 准教授　松岡　隆　まつおか りゅう
同 教授　関沢明彦　せきざわ あきひこ
昭和大学病院総合周産期母子医療センター（産科部門）MFICU 助産師　鈴木翔子　すずき しょうこ
同 師長　平川真由美　ひらかわ まゆみ

はじめに

　帝王切開術に限らず、全ての外科手術は麻酔管理下に外科的侵襲を受けている。手術室で帰室可能の判断を得て病棟に移床されてきているが、帰室直後の褥婦は手術中から手術後に移行する不安定な状態といえる。よって、帰室直後のアセスメントのポイントは、手術の内容の確認と、術後の状態に完全に移行しているかどうかの評価となる。

手術情報の収集

　手術室からの申し送りにより術中情報を得ることができるが、手術に至る産科的情報（帝王切開術の適応）を含め手術情報を確認する。画一的な術後管理を始める前に、まず、背景情報を得てアセスメントする必要がある。

手術適応の確認

　緊急帝王切開術なのか選択的（予定）帝王切開術なのか、早産なのか正期産なのか、単胎なのか多胎なのか、前置胎盤のような胎盤異常なのか、などである。同じ帝王切開術であっても、適応が異なれば術後に起こり得る合併症の発生頻度も変わってくるはずである。

麻酔方法の確認

　全身麻酔が施行されている場合には、気管挿管のため気道分泌物が増加し、気管内に貯留している可能性が高くなる。また、区域麻酔であっても、術中のセデーション（鎮静）により意識レベルが十分クリアにならずに帰室に至っている可能性もある。

■ 術中出血量の確認

　緊急帝王切開術の場合など、術前に十分な輸液が行われずに手術開始となっていることが多い。

　また、妊娠高血圧腎症では血管内脱水の病態のまま手術を受けているので、術中のIn-Outバランスが数字上合っていても、循環血液量が不足していることが予想される。

　前置胎盤のように術中出血が多量になりやすい帝王切開術の場合には、輸液のみならず、輸血されていることもある。交差適合試験を行って輸血しているはずだが、術中に輸血を行ったのであればアレルギー反応の確認が必要であろう。

　術中In-Outバランスは差し引きの数字だけでなく、実際の出血量が多量であれば、In-Outバランスが良くても、多量輸液・輸血に対する管理が大切である。

■ 出生児の状態の確認

　母体ケアを行う上で、母体情報のみならず、新生児情報を得ておくことが必要である。全ての分娩に意味があり、帝王切開術に至る理由が存在するはずである。帝王切開術は母親本人にとって必ずしも望んでいた方法ではなかったかもしれない。残念ながら新生児予後不良な帝王切開分娩であった場合など、掛ける言葉の選択には注意が必要であり、無責任な発言は厳に慎むべきである。

術後の状態に完全に移行しているかどうかの評価

　上記情報を得て患者観察を行う。緊急であれ予定であれ、無事に帝王切開術を終え帰室しているということは、状態が安定しているということになる。

　帰室直後は、術後の状態が引き続き安定しているかどうかを判断する。そのためには、バイタルサインをまず確認する。

　帰室時には、ざっと見た第一印象により意識・顔色・呼吸、手を握り湿っているかなどを、視覚・聴覚・触覚・嗅覚を駆使して確認し、術後の急変が生じていないか判断する。回復室で意識レベルを確認されているはずであるが、術中セデーションから離脱しきれず半覚醒のまま帰室していることも多い。

　帰室後はモニターを装着し、状態が安定するまでベッドサイドで観察し、バ

01 帰室直後のアセスメントとケア

表1 各バイタルサインの変化と起こっている可能性がある病態

バイタルサイン	上昇または増加	低下または減少
血圧	・妊娠高血圧症候群 ・高血圧合併妊娠 ・疼痛刺激	・循環血液量減少
脈拍	・感染 ・循環血液量減少 ・不整脈 ・不安	・薬剤誘発性不整脈 ・迷走神経反射
呼吸数	・肺水腫 ・低酸素 ・感染 ・発熱	・薬剤による呼吸抑制
時間尿量	・循環血漿量増加 ・組織浮腫の改善	・循環血液量減少 ・出血 ・血管内脱水
意識レベル	・JCS 低 ・GCS 高 ・意識状態良好	・JCS 高 ・GCS 低 ・血糖、電解質、薬剤の原因検索および脳血管障害や羊水塞栓症には特に注意 ・不穏は生命徴候悪化のサイン ・激しい疼痛やアナフィラキシー反応で起こる

（文献1より引用改変）

イタルサインや全身状態を経過観察記録用紙に経時的に記録する。SpO_2（経皮的酸素飽和度）を含めたモニタリングは、特に半覚醒患者のバイタルサインの変化に早めに気付くことができるので重要である。表1に、各バイタルサインの変化により想定される病態について示す[1]。

全身の観察項目とそのポイントを次に挙げる。バイタルサインの異常値は、早期警告サイン PUBRAT（図1）[2] を参考にする。

バイタルサインの見方

■ 循環（血圧・脈拍）

● 評価基準

次の範囲から逸脱すれば、ドクターコールする。

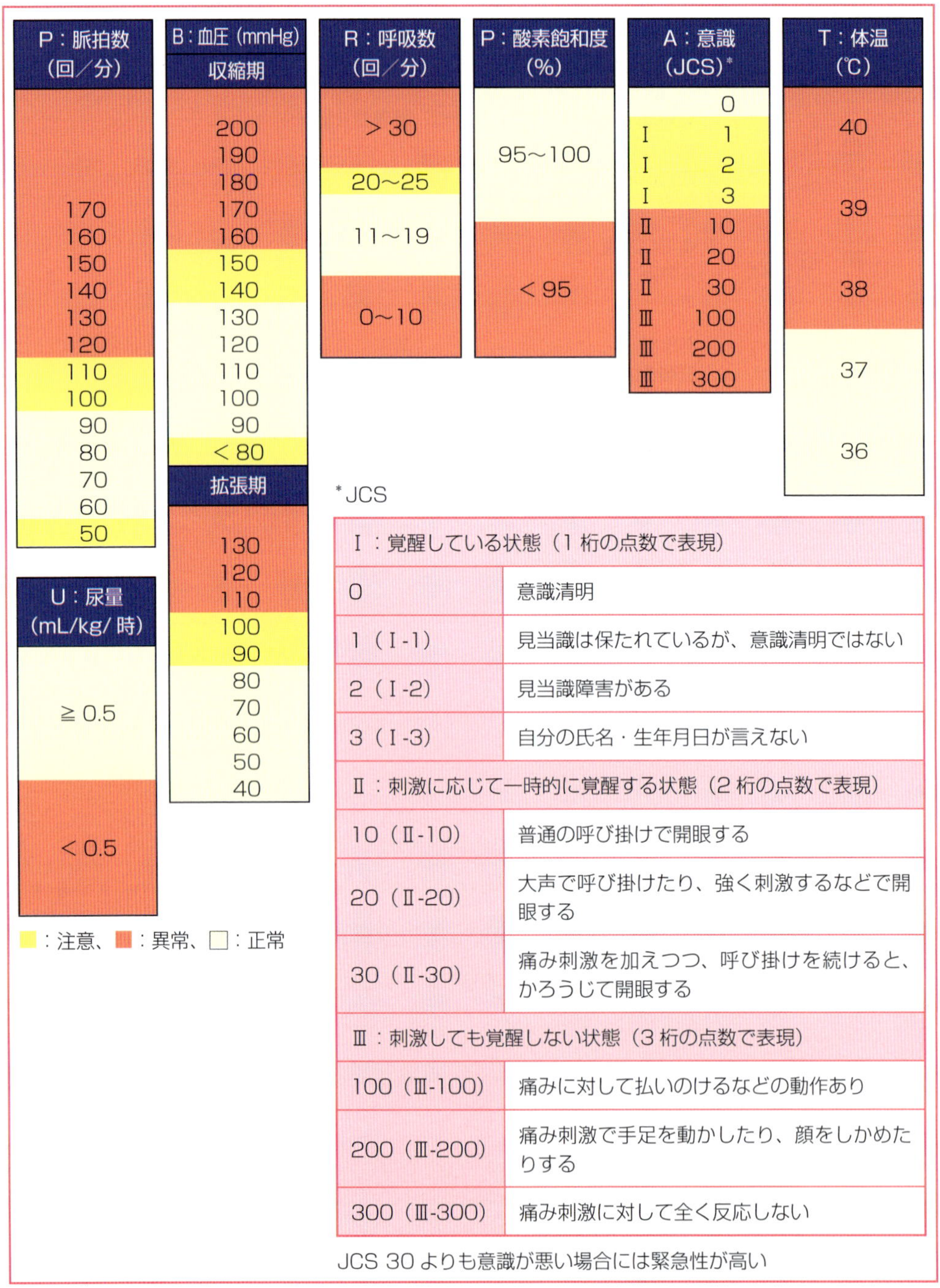

P：脈拍数 （回／分）	B：血圧 (mmHg) 収縮期	R：呼吸数 （回／分）	P：酸素飽和度 （%）	A：意識 （JCS）*	T：体温 （℃）
170 160 150 140 130 120 110 100 90 80 70 60 50	200 190 180 170 160 150 140 130 120 110 100 90 ＜80	＞30 20〜25 11〜19 0〜10	95〜100 ＜95	0 Ⅰ　1 Ⅰ　2 Ⅰ　3 Ⅱ　10 Ⅱ　20 Ⅱ　30 Ⅲ　100 Ⅲ　200 Ⅲ　300	40 39 38 37 36

B：血圧 (mmHg) 拡張期
130 120 110 100 90 80 70 60 50 40

U：尿量 （mL/kg/時）
≧0.5
＜0.5

＊JCS

Ⅰ：覚醒している状態（1桁の点数で表現）	
0	意識清明
1（Ⅰ-1）	見当識は保たれているが、意識清明ではない
2（Ⅰ-2）	見当識障害がある
3（Ⅰ-3）	自分の氏名・生年月日が言えない
Ⅱ：刺激に応じて一時的に覚醒する状態（2桁の点数で表現）	
10（Ⅱ-10）	普通の呼び掛けで開眼する
20（Ⅱ-20）	大声で呼び掛けたり、強く刺激するなどで開眼する
30（Ⅱ-30）	痛み刺激を加えつつ、呼び掛けを続けると、かろうじて開眼する
Ⅲ：刺激しても覚醒しない状態（3桁の点数で表現）	
100（Ⅲ-100）	痛みに対して払いのけるなどの動作あり
200（Ⅲ-200）	痛み刺激で手足を動かしたり、顔をしかめたりする
300（Ⅲ-300）	痛み刺激に対して全く反応しない

JCS 30よりも意識が悪い場合には緊急性が高い

■：注意、■：異常、□：正常

図1 早期警告サイン PUBRAT　　　　　　　　　　　　　　　　　　　（文献2より引用改変）

01 帰室直後のアセスメントとケア

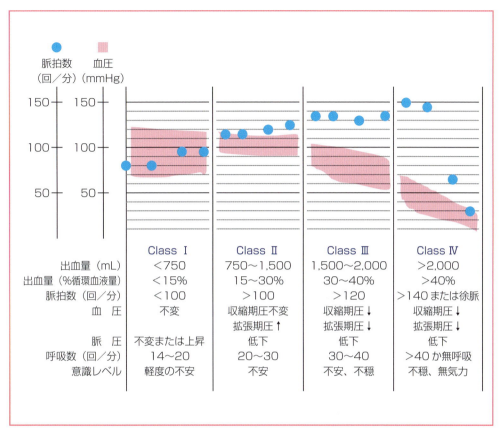

図2 出血量から見た脈拍、血圧、意識レベルとショックの重症度（体重70kgを想定）

（文献3, 4より引用）

- 80mmHg ≦ 収縮期血圧 ≦ 140mmHg
- 拡張期血圧 ≦ 90mmHg
- 60回 ≦ 脈拍数 ≦ 100回／分
- shock index：SI（脈拍数÷収縮期血圧）≦ 1
- 不整脈の有無、波形異常の有無の確認

● **観察のポイント**

- 脈拍数の変化、特に頻脈に注意する。図2[3,4]に示すように、出血性ショックの初期では、脈拍数が早期に上昇した後にSIが上昇する。ショックになると末梢が冷たくなる。次に拡張期血圧が上昇し、脈圧が低下する。さらに出血量が増えると、収縮期血圧が低下し、呼吸数は増加する。そのため、脈

拍数とともに、ほかの出血性ショックの徴候（皮膚蒼白・冷感、発汗・皮膚湿潤、頻呼吸、意識障害）の有無にも注意して観察する。
- 妊娠高血圧症候群や迷走神経反射では、SIが1を超えていなくてもショックを呈していることがあり、それぞれのバイタル変化と徴候に注意する。

■呼吸（呼吸数・SpO$_2$）

●評価基準
次の範囲から逸脱すれば、ドクターコールする。
- 10回＜呼吸数＜20回／分
- SpO$_2$ ≧ 95％（酸素投与なし）

●観察のポイント
- 気道と呼吸の評価が必要である。
- 気道は、発語、呼吸様式、吸気時喘鳴の有無を評価する。
- 呼吸は、呼吸リズムの不整、呼吸苦の有無、チアノーゼの有無を評価する。
- 酸素投与の指示（方法・量）を確認する。
- 褥婦は機能的残気量の低下や末梢気道の閉塞に伴う無気肺を起こしやすく、低酸素血症に陥りやすいので注意する。

■体温

●評価基準
次の範囲から逸脱すれば、ドクターコールする。
- 36.0℃≦皮膚温＜38.0℃

●観察のポイント
- 冷感、皮膚色、体熱感、発汗の有無を評価する。
- 術後は環境や麻酔の影響により低体温に陥りやすいため、術後のベッドを準備する時点で、事前に室温調整や電気毛布などでベッドを温めておく。
- シバリングや低体温を認める場合には、掛け物を調整し保温に努める。
- 術後侵襲によって一時的に高体温になることがあるが、38.5℃を超える発熱が続く場合には、必要に応じて腋窩や頸部の冷罨法（れいあんぽう）で体温調節を行う。

■意識レベル

●評価基準
次の範囲から逸脱すれば、ドクターコールする。

01 帰室直後のアセスメントとケア

表2 AVPUによる意識の評価

A：alert	覚醒して見当識あり
V：verbal	言葉により反応するが、見当識なし
P：pain	痛みにのみ反応する
U：unresponsive	言葉にも痛みにも反応しない

PやUの場合には緊急性が高い。　　　　　　　　　　（文献5より引用）

- JCS 0（意識清明）

●観察のポイント

- 術直後は麻酔の影響があり評価が難しいが、意識障害（JCS I-2以上）があれば異常であり、また意識清明でない状態（JCS I-1）が持続する場合やJCS 0からJCS I-1に変化した場合にもドクターコールが必要である。
- 評価に慣れていなければ、緊急時にはAVPUの4段階で記録する（表2）[5]。
- 指示による手指の把握運動：褥婦の手に触れ、指示通りに把握できるか確認する。
- 下肢の感覚と可動性：下肢の感覚やしびれはあるか、左右差はあるか、自力で下肢を動かせるかを評価する。脊髄くも膜下麻酔の影響で、術後数時間は下肢のしびれや感覚が乏しいので注意する。
- 頭痛・嘔気・嘔吐の有無や程度を評価する。

帰室時の性器出血に注意する

帰室時の性器出血（悪露）の量に注意する。帝王切開分娩では、経腟分娩と異なり連続的な会陰の観察ができない。そのため、帰室時に初めて大量の外出血に気付くケースがある。帰室時の観察で前述の出血性ショックの徴候があれば、最初に会陰の観察を行う。外出血が少量でも、腟内や子宮内腔に出血が貯留している可能性があるため、ドクターコールを躊躇しない。

経腟分娩とはここが違う！

　経腟分娩では、産後直後より出血を連続的・直接的に観察することができる。一方、帝王切開分娩では手術終了から帰室初回観察までの連続観察を行うことができない。さらに、母体侵襲は帝王切開分娩が経腟分娩を上回っており、分娩直後の評価は経腟分娩より重要と思われる。また、麻酔覚醒の悪い褥婦においては訴えが乏しく、異常発見が遅れる可能性がある。そのため、モニタリングを早期よりしっかり行い、変化の早期覚知に努めることが重要であろう。

　母体合併症を認める場合、グレードAや緊急の帝王切開術後の場合には、時間的・精神的に余裕のないまま帝王切開術を受けることになるため、帰室時に母親を迎える際には、ねぎらいの気持ちを忘れず「お帰りなさい、よく頑張られましたね」と声掛けするなど母親への気遣いを大切にしたい。どんな出産にも一つ一つストーリーがあり、母親は命懸けで出産することに変わりはない。全ての母親が自身の出産を誇らしく思えるよう、一番近くで寄り添うことができる助産師が果たすべき役割は重要であると考える。

引用・参考文献

1) 妊産婦死亡症例検討評価委員会／日本産婦人科医会. "提言の解説". 母体安全への提言 2015 Vol. 6. 東京, 妊産婦死亡症例検討評価委員会／日本産婦人科医会, 2016, 34.
2) 妊産婦死亡症例検討評価委員会／日本産婦人科医会. "早期警告サイン（PUBRAT）". 母体安全への提言 2010 Vol. 1. 東京, 妊産婦死亡症例検討評価委員会／日本産婦人科医会, 2011, 16.
3) 日本外傷学会外傷初期診療ガイドライン改訂第5版編集委員会編. "外傷と循環". 外傷初期診療ガイドライン JATEC. 改訂第5版. 東京, へるす出版, 2016, 43-63.
4) American College of Surgeons Committee on Trauma. Trauma Evaluation and Management. Chicago, American College of Surgeons, 1999.
5) 母体救命アドバンスガイドブック J-MELS 編集委員会編. "S スキル：習得すべき技術と知識". 母体救命 アドバンスガイドブック J-MELS. 東京, へるす出版, 2017, 190.
6) 頓所真美ほか. 予定帝王切開術前・術後の助産ケア（特集：新人必読　助産師ベーシックスキル「なにする？」「なぜする？」分娩介助）. ペリネイタルケア. 34(5), 2015, 492-7.

【術後】
02 帰室後2時間までのアセスメントとケア

昭和大学医学部産婦人科学講座 助教　　　　　　　新垣達也　あらかき たつや
同 准教授　　　　　　　松岡　隆　まつおか りゅう
同 教授　　　　　　　関沢 明彦　せきざわ あきひこ
昭和大学病院総合周産期母子医療センター（産科部門）MFICU 助産師　鈴木翔子　すずき しょうこ
同 師長　　　　　　　平川真由美　ひらかわ まゆみ

はじめに

　帰室直後から2時間までのアセスメントは、いわゆる産後2時間の管理と同様である。弛緩出血、血腫など産後2時間以内に発生する合併症の早期発見に努めることが重要である。よって、良好な子宮収縮が得られているかどうか、異常な性器出血および創部出血がないかどうかを確認するために、子宮底・創部・悪露の観察を行う。

　観察間隔は、術後2時間までは30分ごと、その後は循環動態が安定し、意識が清明になるまでは1時間ごとに行うことが望ましい。

観察項目

■子宮底・悪露
- 子宮底長・硬度の確認
- 子宮収縮痛（後陣痛）の有無と程度
- 性器出血（悪露）の量・性状

● 観察のポイント
- 術創が横切開では問題にならないが、縦切開では子宮底の触診が困難となる。切開創はドレッシングや疼痛のため触ることができないので、左右斜め頭側から子宮角を触診すると比較的分かりやすいことが多い。
子宮収縮不良であれば、帝王切開術後でも経腟分娩後であっても弛緩出血を引き起こす可能性が高い。子宮収縮不良であり、性器出血の量が 50g/ 時間

を超える場合、弛緩出血を疑い出血性ショック徴候に注意し、医師の指示のもと子宮収縮薬の投与を行う。診察の依頼も躊躇しない。

経腟分娩と異なり、帝王切開術後は会陰の経時的観察ができない。直接的観察ができないため、間接所見（子宮底、バイタル変化）の観察は経腟分娩後より重要であろう。直接的観察で見られる悪露流出が極端に少ない場合などは子宮口の開大が不十分で、悪露が子宮内腔に滞留し、子宮収縮不良による弛緩出血を惹起する可能性があるからである。

■ 創 部

- 創部の状態、創出血の有無の確認
- 創周囲の発赤、腫脹の有無の確認
- 創部痛の有無と種類と程度の評価

● 観察のポイント

- 術後早期には創部の出血や血腫の形成に注意する。特に播種性血管内血液凝固（disseminated intravascular coagulation；DIC）や血小板低値など凝固能が低下している褥婦、術後の静脈血栓塞栓症予防目的に抗凝固療法を行っている褥婦では注意して観察する。

術後出血を疑うときは、系統立てて出血源を評価する

上記の観察項目や前述のバイタルサインの変化から、術後の出血が疑われるときには、経腟的な診察とともに、系統立てた腹部超音波検査として、FASO（focused assessment with sonography for obstetrics）を用いる[1]。これは、母体急変発症時に1分程度を目安に行う腹腔・胸腔内および子宮の観察である。産褥での評価ポイントを図1に示す。子宮周囲から、脾臓周囲および左胸腔内のecho-free-space（エコーフリースペース）、肝周囲および右胸腔内のecho-free-space、心囊液貯留や下大静脈径の順番に超音波検査で確認する。図1のように、母体の下腹部から胸部にかけて大きなS字を描くように確認すると、系統的に評価できる。

皮下の観察では創部血腫形成の有無を、子宮内腔の観察では凝血塊・胎盤遺残の有無を、肝腎・脾腎境界の観察では腹腔内出血の有無を、下大静脈径の観

02 帰室後2時間までのアセスメントとケア

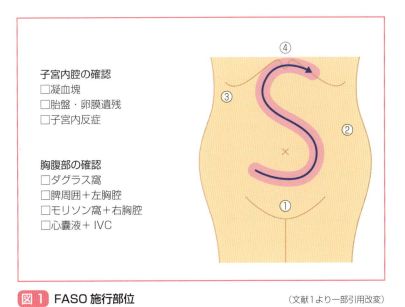

図1 FASO施行部位

（文献1より一部引用改変）

IVC：inferior vena cava（下大静脈）

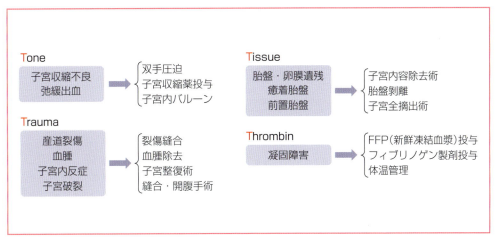

図2 分娩後出血の鑑別診断（4T）

（文献2より引用）

察では循環血液量を評価可能である。これらにより、出血部位の同定と分娩後出血の原因である4T（Tone：子宮収縮、Trauma：裂傷、Tissue：組織遺残など、Thrombin：凝固障害）の鑑別が系統立てて行われる（図2）。

経腟分娩とはここが違う！

　産後2時間の観察ポイントは、出血量である。前述のように帝王切開術後は会陰の経時的・直接的観察ができないので、間接所見（子宮底、バイタル変化）の観察がより重要となる。外科手術後早期の観察ポイントも術創からの出血であり、腹腔内の出血のスクリーニングにはFASOによる観察が有用である。

　また、帝王切開分娩では経腟分娩に比べ、授乳の開始が遅れやすい。母乳の分泌に重要な役割を果たすオキシトシンやプロラクチンの分泌パターンが異なることや、児においても摂食調節ペプチドの血中濃度が異なることが報告されており、帝王切開分娩による内分泌系への影響が考えられる。

　当院では帝王切開分娩後、観察が落ち着いてきた際には、母親の希望を聞きながら早期に乳頭刺激や搾乳を開始している。このような授乳への生理的な影響とともに、どのような経緯で帝王切開分娩となったかという経過、母親の分娩経過の受容の程度を理解した上で、母乳育児支援を行っていかなければならない。

　また、MFICUに帰室する母親は、早産であることが多く、新生児にとって初乳の重要性が正期産児より高い。搾母乳をNICUへ届ける際には、NICUのスタッフと母親の状況や児の状況を密に共有し、母乳育児支援を通して母親と児との愛着を深めていくようサポートすることが大切である。

引用・参考文献

1) 母体救命アドバンスガイドブックJ-MELS編集委員会編. "母体急変におけるプライオリティー（優先順位）". 母体救命 アドバンスガイドブック J-MELS. 東京, へるす出版, 2017, 17.
2) 母体救命アドバンスガイドブックJ-MELS編集委員会編. "Sスキル：習得すべき技術と知識". 前掲書1. 105.
3) 頓所真美ほか. 予定帝王切開術前・術後の助産ケア（特集：新人必読　助産師ベーシックスキル「なにする？」「なぜする？」分娩介助）. ペリネイタルケア. 34(5), 2015, 492-7.

【術後】
03 帰室後6時間までのアセスメントとケア

昭和大学医学部産婦人科学講座 助教　新垣達也　あらかき たつや
同 准教授　松岡 隆　まつおか りゅう
同 教授　関沢 明彦　せきざわ あきひこ
昭和大学病院総合周産期母子医療センター（産科部門）MFICU 助産師　江原友美　えはら ともみ
同 師長　平川真由美　ひらかわ まゆみ

はじめに

　帰室直後の評価、2時間までの帝王切開術直後の合併症に関する評価を終え、術後観察が始まる。帰室後6時間までに、手術侵襲を受けた生体が反応し、サードスペースへの体液移行による循環血漿量が変化して、結果、尿量に現れてくる。その間に、In-Outバランスおよび尿量に問題が生じていないかどうか、疼痛コントロールが良好かどうか、疼痛管理による合併症が生じていないかどうかを判断する。そのためには、バイタルサインのみならず、尿量、疼痛レベル、麻酔領域の観察が必要である。

観察項目

■ In-Out バランス
- In：輸液、輸血
- Out：尿量、出血、ドレーン排液

■ 尿　量

● 評価基準

　次の範囲から逸脱すれば、ドクターコールする。
- 尿量 0.5mL/kg/時間以上（体重 50kg なら、4 時間で 100mL 以上）
- 尿の色・性状・尿比重

● 観察のポイント
- 通常の外科手術においては、術中・術後の輸液管理が適切であれば循環血漿

量が保たれているため尿量が極端に減少することはない。特にリスクのない帝王切開術では、手術侵襲が少ないため、サードスペースへの水分貯留は少ないとされている。侵襲が大きい手術では、サードスペースの水分が血管内に戻り利尿期となるのは、通常、術後48〜72時間であるが、帝王切開術ではサードスペースへの水分貯蓄が少ないため、妊娠終了に伴う利尿期が術後24時間以内にやって来る。そのため、術前および術中に十分な輸液がなされていれば、術直後から良好な希釈尿を得られることが多い。従って、ローリスクの帝王切開術で術後より乏尿を認める場合には、輸液不足または隠れた持続する出血を示唆する所見であり、評価が必要である[1,2]。腹腔内出血や血腫などのカウントできない出血はIn-Outに含まれない。そのため、尿量とバイタルサインの変化による循環血漿量の評価が必要になる。術後の乏尿の原因で最も多いのは循環血漿量減少（腎前性）であるが、膀胱カテーテルの閉塞や膀胱損傷による腹腔内への尿流出（腎後性）は除外する必要がある。腎前性・腎後性が除外されると、急性尿細管壊死（腎性）を鑑別する。

- 帝王切開術では、術前の絶飲食による水分不足、麻酔の末梢血管拡張作用による相対的な血管内容量の低下、不感蒸泄および術中出血が起こるため、利尿期になるまでは循環血漿量を維持する目的で輸液が必要である。
- ハイリスクである妊娠高血圧症候群、敗血症が背景にある帝王切開術では、血管透過性が亢進しているためサードスペースへの必要以上の水分移行が予想され、通常の術後数日からの利尿期を待つ必要がある。そのため、利尿期までに輸液量が過剰になると心不全や肺水腫の原因となる。しかし、術後の輸液量の制限は血管内脱水を助長するリスクがあり、頻脈が持続し尿量が維持できない場合には、高張液や蛋白製剤もしくは輸血による循環血漿量維持が必要なときもある[3]。
- 帝王切開術後の輸液管理の目安について表[2]に示す。

■ 疼痛コントロール[4]

- 使用薬剤の内容・量・投与方法の確認
- 硬膜外麻酔使用時：カテーテル刺入部からの出血や漏出の有無の確認
- 意識レベル、下肢感覚、しびれ、左右差の有無の確認
- 麻酔域の確認、疼痛自覚レベルの評価

03 帰室後6時間までのアセスメントとケア

表 帝王切開術後の輸液管理の目安

	通常の帝王切開術後	合併症（妊娠高血圧腎症、術中大量出血後など）がある場合の帝王切開術後
尿量	脊髄くも膜下麻酔の影響が切れる術後4時間後程度より生理的利尿期となり希釈尿となる。	血管内脱水が既に背景にあるか、手術侵襲が大きいため、輸液負荷を掛けても濃縮尿が続く。24～48時間後より外科的利尿期となり希釈尿となる。
頻脈	安静にしていれば、ないことが多い。	多くは頻脈の状態で帰室する。術中術後に血管内脱水が補正されていても、貧血があれば頻脈が継続する場合がある。
SpO_2（経皮的酸素飽和度）	安静にしていれば低下しない。	乏尿に対応するために輸液負荷を掛け過ぎると、利尿期前の場合には肺水腫となり SpO_2 が低下することがある。咳嗽や呼吸苦に注意する。
飲水・食事	術後1日目には疼痛が管理されていれば比較的良好に摂取できるため、輸液は終了できる。	術後1日目には良好でない場合が多いため、輸液管理の継続が必要かどうかの評価が必要である。
In-Out	生理的利尿期後に Out バランスで経過する。	外科的利尿期後に Out バランスで経過する。

（文献2より引用）

● 観察ポイント

- 術後の疼痛管理には硬膜外麻酔、持続静脈麻酔および IV-PCA（経静脈的患者自己調節鎮痛法）が用いられる。術後は発汗や体位変換により硬膜外麻酔のカテーテルが抜けることがあり、刺入部の観察を怠らない。麻酔薬投与中は呼吸数を含めたバイタルサインの変動に注意する。適切な疼痛管理が行われているにもかかわらず疼痛コントロールが不良な場合や、急激な疼痛の増悪が認められる場合、麻酔トラブルや血腫形成などの可能性が考えられる。早期発見には全身状態の観察の強化と同時に、疼痛の部位、種類、程度、変化の様子、創部と創周囲の状態を確認することが必要である。そのほか、疼痛管理の合併症として局所麻酔中毒、高位局所麻酔、血腫、PDPH（postdural puncture headache：硬膜穿刺後頭痛）などが見られることがあるので注意する。
- 硬膜外麻酔では、麻酔薬の大量投与や意図しない硬膜外腔の血管内誤注入により、局所麻酔中毒が起こることがある。局所麻酔中毒では、神経症状が循

環器系の症状に先行する。まず、不穏症状、多弁、顔面知覚障害、味覚異常、耳鳴、痙攣、意識消失が生じ、その後に不整脈、徐脈、低血圧、心停止が生じる[5]。高位脊髄くも膜下麻酔は、硬膜外麻酔薬の意図しないくも膜下誤注入により、麻酔の効果が胸髄を超えて呼吸循環抑制を起こした状態である。頸髄を超える場合には、心停止など重篤な状態を呈する全脊髄くも膜下麻酔になる。帝王切開術後では、くも膜下腔や硬膜下腔に迷入した硬膜外カテーテルへの局所麻酔薬の大量投与が原因として考えられる。症状として、低血圧、徐脈、呼吸苦、呼吸抑制、眠気、意識レベル低下が見られ、重篤になれば呼吸停止、心停止、意識消失が生じる。これらの症状を疑った場合には、応援を要請し、急変対応の準備を行う。

経腟分娩とはここが違う！

　経腟分娩では初回歩行を終え分娩管理が終了している時間であるが、帝王切開分娩では術後観察が続行される。意識レベルはクリアになっているころであり、母親本人からの訴えを聴取できるようになり、モニタリングのみの観察期間は終了となる。

　緊急帝王切開術は、予定帝王切開術に比べ、情報提供から分娩までに十分な時間がとれないため、母親が帝王切開分娩に対する受け入れができず、不安や悲しみ、怒り、自責の念などの感情を持つことがある。また、超緊急帝王切開術など、全身麻酔下での手術となった場合には、児の出生時に意識がなく、さらに分娩後すぐに児と接触することができないと、児と距離感を感じることがある。自身と児にとって必要なものであると理解できるように十分説明し、産後にはこのような母親の心理変化に十分配慮する必要がある。

　全ての母親が自分の出産を誇らしく思えるような精神的サポートは、母親たちの一番近くで寄り添うことができる助産師の重要な役割である。

　超緊急帝王切開術となり、早産やハイリスク分娩でNICUに入院となった場合には、母親の精神状態に寄り添いながら、NICUスタッフと密に情報交換し、児の状態を伝え、可能な場合には自室での面会調整を行う。児がNICUに入院している場合には、児の様子を適時伝えることも大事である。

03 帰室後 6 時間までのアセスメントとケア

引用・参考文献

1) Cunningham, FG. et al. "Cesarean delivery and peripartum hysterectomy". Williams Obstetrics. 24th ed. New York, McGraw Hill, 2014, 605.
2) 三島隆. 輸液管理（特集：帝王切開の術後ケア；正しい管理で産婦の不安を和らげる）. ペリネイタルケア. 35(10), 2015, 931-6.
3) 丸山一男. "外科侵襲と水の動き". 周術期輸液の考えかた：何を・どれだけ・どの速さ. 東京, 南江堂, 2005, 177.
4) 頓所真美ほか. 予定帝王切開術前・術後の助産ケア（特集：新人必読　助産師ベーシックスキル「なにする？」「なぜする？」分娩介助）. ペリネイタルケア. 34(5), 2015, 492-7.
5) 角倉弘行. "産科救急への対応". 産科麻酔ポケットマニュアル. 東京, 羊土社, 2012, 283-9.

Memo

【術後】
04 帰室後24時間までのアセスメントとケア

昭和大学医学部産婦人科学講座 助教　新垣達也　あらかき たつや
同 准教授　松岡　隆　まつおか りゅう
同 教授　関沢 明彦　せきざわ あきひこ
昭和大学病院総合周産期母子医療センター（産科部門）MFICU 助産師　江原友美　えはら ともみ
同 師長　平川真由美　ひらかわ まゆみ

はじめに

　術後6時間を過ぎると母体の状態は安定し、行動の拡大が図られる時期となる。静脈血栓・肺塞栓予防のため、早期離床を目指して歩行時間に合わせた疼痛管理や輸液ルートの整理、術前からの妊婦への教育が重要である。児との面会に向けて術後から早期離床の教育を行い、スムーズに離床できるようにする。しかしながら、利尿期の遅れから呼吸循環動態がまだ不安定なケースもある。また、緊急手術の場合には母親が状況を受容できているかどうかを判断する。そのためには、引き続きバイタルサインと母親の精神状態の観察が必要である。

観察項目

■バイタルサイン

- 血圧、脈拍、呼吸数、体温、意識レベル、経皮的酸素飽和度（SpO_2）、尿量、In-Out

●観察のポイント

- 前項に述べたように、通常の帝王切開術では利尿期が術後24時間以内にやってくる。しかし、妊娠高血圧症候群など血管透過性が亢進している病態では、24時間以降に利尿期が生じる場合がある。そのため、利尿期までに輸液量が過剰になると心不全や肺水腫の原因となるが、不適切な利尿薬投与や輸液量の制限は血管内脱水を助長するリスクがあり、注意が必要である。
- 妊娠中の肺水腫の発生頻度は0.08％であるが、妊娠高血圧症候群では約3％

04 帰室後 24 時間までのアセスメントとケア

表1 重篤な疾患の鑑別に必要な検査

	病歴	所見	血液ガス	血算・生化学・凝固に特に追加すべき検体検査	心電図	超音波	X線	CT
心不全	○	○	○	BNP	○	◎	◎	○
心筋梗塞	◎	△	○	H-FABP、TnT、CK-MB、CK	◎	◎	△	△
大動脈解離	◎	△	○	D-dimer、FDP	△	○	○	◎
心筋症	◎	△	○	H-FABP、TnT、CK-MB、CK	◎	◎	△	△
不整脈	○	△	◎	電解質	◎	△	△	△
弁膜症	○	◎	○	BNP	○	◎	○	△
肺塞栓症	◎	△	◎	D-dimer、FDP	△	○	△	◎
心タンポナーデ	◎	△	○		△	◎	○	△
緊張性気胸	◎	◎	○		△	○	◎	△
電解質異常	○	△	◎	電解質	◎	△	△	△
敗血症	○	◎	◎	血液培養、尿培養、局所培養	△	○	○	◎
アナフィラキシー	◎	◎	○		△	△	△	△

BNP：脳性ナトリウム利尿ペプチド、H-FABP：ヒト心臓由来脂肪酸結合蛋白、TnT：心筋トロポニン、CK：クレアチンキナーゼ、FDP：フィブリン分解産物

（文献2より引用）

に合併し、その70％が分娩後に発症する[1]。肺水腫は、高血圧および急性腎不全なども合併するため、尿量や呼吸状態に注意が必要である。肺水腫の原因が非心原性である場合には輸液過剰が原因である可能性が多いため、血管内脱水に注意しながら、輸液制限および利尿薬を投与する。しかし、血管内脱水を助長すれば、腎不全や血栓のリスクが高まるため注意する。心原性肺水腫を疑うときには周産期心筋症を鑑別する必要がある。

- 帝王切開術後では、一過性に SpO_2 が90％前半まで低下することがあるが、酸素投与および体位変換により改善する。しかし、肺水腫、呼吸抑制、肺塞栓などの疾患が背景にある場合があり、安易な酸素投与は重篤な病態への対応の先延ばしになりかねないため、注意が必要である。低酸素血症を含めた褥婦の重篤な疾患の鑑別に必要な検査を表1に示す[2]。

表2 産科RRSの発動基準

	徴候	想定される疾患
	・産婦人科医師が必要と考えたとき	
気道	・舌根沈下 ・進行する吸気性喘鳴	・上気道閉塞 ・アナフィラキシー
呼吸	・呼吸数 10回／分以下 or 26回／分以上 ・SpO₂ 95％以下	・肺塞栓症 ・マグネシウム中毒 ・麻薬過量
循環	・心拍数 50回／分以下 or 120回／分以上 ・収縮期血圧 85mmHg以下 ・ショックインデックス 1以上 ・分娩時出血量 2,000mL以上	・分娩後出血 ・羊水塞栓症 ・敗血症性ショック
神経	・意識レベルの低下（不穏・反応低下も含む） ・痙攣の出現	・子癇発作 ・局所麻酔中毒

（文献3より引用）

- 安定しているはずの時間帯での母体急変の感知には、まずは観察者の「何かおかしい」という印象と五感（見て、聞いて、触れて）を用いた初期評価が大切である。そして、母体の状態とバイタルサインの変化から不安定と判断した場合には、人手を集めることを躊躇しない。状態が不安定であれば、まずは初期治療介入として、OMI（O：oxygen［酸素投与］、M：monitoring［母体のモニタリング］、I：IV route［静脈ルート確保］）を行う[4]。

産科RRS

　肺水腫による低酸素血症など術後に母体の呼吸・循環管理を要する場合には、産婦人科のみならず、多領域の医療スタッフが集学的に治療を行う必要がある。当院では、産科RRS（rapid response system for maternal emergency）の発動、すなわち産科急変が生じた際に産科RRS発動を考慮する基準（表2）を決めており、産科RRS発動時には各部署のコマンダーを決定し、観察項目、病態評価、治療手順での共通言語を導入している。

04 帰室後24時間までのアセスメントとケア

経腟分娩とはここが違う！

分娩後のケアについて：バースレビュー

　緊急度が高いほど処置や準備に追われ、産婦や家族の気持ちを置き去りにしてしまい不満や不安が生じやすい。その対策として、緊急時は特に産婦はもちろん家族との信頼関係を築くことが重要である。緊急帝王切開術では、家族が間に合わないことがあり、医師が電話で病状の説明をしただけで手術に向かうこともある。産婦は事態を理解できずパニックになることが少なくないため、助産師がそばで付き添い、必要に応じて補足説明することが欠かせない。遅れて来た家族の気持ちに寄り添い、病状の説明を行うことも必要である。産婦と家族にねぎらいの言葉を掛けるとともに、お産について振り返る時間を持てるようにすることも大事である。産婦の話を聞く姿勢が大事で、帝王切開分娩になったことへの想いを産婦が表出できるように配慮する。産婦にとって一番近い存在の助産師に求められているのは「よく聞いてもらえる」「分かってもらえる」と感じさせることである。担当助産師がバースレビューを行い、帝王切開術の体験をともに振り返ることは、産婦が状況を理解し受け入れることにつながる。産後1カ月ごろが産後うつ病発症のピークになるため、入院中のケアだけでなく、2週間健診を設け授乳や育児の相談や精神的サポートを行う。必要時には地域とも連携を取り、継続的な支援ができるようにしている。

引用・参考文献

1) 田辺瀬良美. 重症妊娠高血圧腎症の緊急帝王切開術における周術期管理. INTENSIVIST. 8(2), 2016, 347-57.
2) 母体救命アドバンスガイドブック J-MELS 編集委員会編. "S スキル：習得すべき技術と知識". 母体救命 アドバンスガイドブック J-MELS. 東京, へるす出版, 2017, 82.
3) 母体救命アドバンスガイドブック J-MELS 編集委員会編. "母体急変におけるプライオリティー（優先順位）". 前掲書2. 18.
4) 日本母体救命システム普及協議会編. "急変対応のABC". J-CIMELS公認講習会ベーシックコーステキスト：産婦人科必修 母体急変時の初期対応. 第2版. 大阪, メディカ出版, 2017, 5-9.

【術後】
05 母子同室

聖隷浜松病院総合周産期母子医療センター新生児科 主任医長 **杉浦 弘** すぎうら ひろし

母子同室とは

　母子同室の明確な定義はないが、WHOとUNICEFから1989年に共同で提唱された「母乳育児成功のための10か条」[1]の7番目では「お母さんと赤ちゃんが一緒にいられるように終日、母子同室を実施しましょう」という内容が書かれ、それに続いて1991年から始まった「赤ちゃんにやさしい病院運動（baby friendly hospital initiative；BFHI）」以後、母子同室とは「母親または児に特別な医療的介入がある場合を除いて、分娩直後から退院までの期間、母子が同じ部屋で過ごせること」と考えられている。

効　果

　別項で説明した早期母子接触から連続して行われる母子同室は、医療施設で管理される分娩と産後の母子の景色を大きく変えたが、「本来のあるべき姿に戻った」と言う方が正しい。医療機関が提供する分娩は衛生的で周産期死亡率を下げたものの、哺乳瓶や人工乳を容易に使用し、母親とわが子の大切な時間を奪ってきた面もある。

　厚生労働省は1985年度から10年ごとに乳幼児栄養調査結果の概要を報告[2]している。それによれば生後1カ月の母乳栄養率については1985年度が49.5％であり、年々低下し続け2005年度には42.4％となっている。生後3カ月で見ると同じ年度の推移で39.6％から38.0％とさらに低く推移していた。妊娠・出産・育児を取り巻く社会的背景によるところも大きいとは考えられるが、産後の母子に対して当時は良かれと考えて行われたケアも一因であろう。わが国でも赤ちゃんにやさしい病院運動以来、徐々に母乳育児の重要性が医療者にも社会にも知られるようになり、先ほどの調査結果において2015年度には生後1カ月で51.3％、3カ月で54.7％と大きく回復している。また「母乳で育てたい」または「母乳が出れば母乳で育てたい」と答える妊婦は9割を超えている

05 母子同室

ことも示されている。

この流れを応援し、妊婦の希望に沿うべく、周産期に関わる医療者は、母子同室を単に母親に任せるケアとはせずに、正しく理解し推し進めていかなければならない。

■ 科学的な検討結果

次に、母子同室の科学的な検討結果を述べる。

● 母乳育児成功率の向上

わが国ではYamauchiら[3]が母子同室によって母乳育児成功のための第一歩である産後初期の母乳分泌量やその後の授乳回数の増加、児の1日当たりの体重増加率が良いことを1990年の時点ですでに報告している。Yamauchiが所属していた国立岡山病院（現国立病院機構岡山医療センター）は、先進国としては世界で初めて赤ちゃんにやさしい病院として認定された。

Jaafarら[4]はシステマティックレビューによる母子同室と異室とでの比較検討を行い、日齢4の完全母乳率は同室した母子が有意に高いことを示したが、一方で生後6カ月では母乳育児の比率は変わらないことを確認した。

● 感染予防

北島[5]は2012年にわが国の総合病院における産科混合病棟の母子同室の現状を調査した。それによれば、児の預かり時間が長いほどMRSA（メチシリン耐性黄色ブドウ球菌）感染症が多く、早期母子接触から継続される完全母子同室が正常細菌叢の母子間伝播に大きな役割を果たし、感染予防に効果的であることが示された。加えて医療者を介するMRSAの伝播が示唆され、産科が単独病棟でない病院ほど母子同室を行うことで児の感染のリスクを避けることができる可能性が示された。

北島はさらに母子同室の開始時期や内容も検討し、分娩後早期から開始されているのは533病院中224施設（約40%）で、残りは生後1日以降の開始、日中のみや希望者のみの同室であり、母子同室のメリットが十分には得られない形態であったと指摘している。今後は効果のある母子同室の方法をさらに広める必要性がある。

● 乳幼児虐待・育児放棄の減少

早期母子接触と母子同室から始まる育児支援は重要である。Lvoffら[6]はロ

シアにおいて、周産期からの、母子を含めた適切な家族支援や、母子異室から完全母子同室への変更を含む母子ケアが、乳幼児虐待や育児放棄を減少させることを報告した。1991年のタイ[7]からの報告では、WHO/UNICEFの推奨を受けて母子同室を行ったところ、それまでの母子異室を基本とした管理と比較し、新生児の病院への置き去りが減少したことが示された。母子関係を完全母子同室で始めることが親子関係確立にとても重要であることがうかがえる。

わが国の現状

わが国では分娩後の母体の状態が不安定である場合、産科クリニックで出生した病児が新生児搬送となった場合など、母子分離となる場面は多々想定される。今後は、母子分離とならない形態の母子管理を模索する必要がある。

施行基準

■ 全例に説明を行う

当院では両親にバースプランを聞く際に早期母子接触および母子同室について説明を行っている。

中止基準

- 術後の経過によって母親がMFICUやICUに帰室した場合。
- 希望のない場合。
- 里親への引き渡しが決定している場合。

帝王切開分娩と母子同室

- 経腟分娩に比較し帝王切開術により娩出された児は呼吸障害のリスクが大きいことを医療者は理解する。
- 帝王切開分娩では母体への侵襲や術後管理の影響から、母子同室が有効に行

われているかを検証する必要がある。

増加する帝王切開術による分娩は有効な母子同室の妨げとなっている可能性もある。経腟分娩に比較し、術後の管理から母親の行動制限がある場合も多く、同じ部屋にいたとしても、早期からは自由に抱っこをすることもできなければ児の欲求時に授乳行動にも移れない。その上、麻酔の影響や疼痛も含め児の安全に注意を払えるとは言い難い。加えて帝王切開分娩は経腟分娩に比し児の呼吸障害の発症リスクが多いことはよく知られている。そのため帝王切開術後の母子同室については、医療者は十分に注意し、巡回または継続的なモニタリングによる観察が必要であり、起こり得る乳幼児突発性危急事態（apparent life threatening event；ALTE）に備える必要[8]がある。

大木ら[9]は出生時に医学上問題がないと判断された症例の急変例の全国調査を行った。その結果から、急変の発症時間は生後48時間までが84％に上ること、急変の第一発見者は病院スタッフが多いことが示された。母親は同室していても、すぐには急変に気が付きにくく、何らかの医療的モニタリングは必須と考える。

当院では経腟分娩、帝王切開分娩にかかわらず、全ての児に対し出生直後から日齢2までの間はコットに新生児用体動モニター（ネオガード⁺）を装着し、児の急変を感知できるようにしている。母子の同寝具による添い寝は児の転落や母体による圧迫の危険性、母親がうたた寝をした場合に変化に気付くことができないことを理由に、原則行っていない。

母親に注意してもらう点

- 児の急変は気付きにくいことを理解してもらう。
- 児の体温に影響するような室温を避ける。
- 新生児用体動モニターのアラーム鳴動時には、必ず胸の動きや顔色、筋緊張（四肢の力の入り具合）を確認してもらいながら、スタッフを呼んでもらう。

前述の通り母親は、同室していても、すぐには急変に気が付きにくいが、当院では出産前教室において分娩後の新生児の変化について講習を行っている。

助産師が注意すべき点など

- 児の診察時は必ず皮膚色が確認できる照度まで部屋を明るくする。
- 児の覚醒度や睡眠のリズムに気を配った授乳ができているかを確認する。
- 児の体温・末梢循環に影響するような室温ではないことを確認する。
- 帝王切開術後の母体が母子同室に耐え得る状況かを常に確認する。

当院では新生児に対する産科病棟スタッフの検温（呼吸状態・心音・体温の確認）は、出生から 2 時間で 1 回、以後は 6 時間ごとに 24 時間まで訪室して行い、その後退院までは 1 日 2 回行っている。

急変時の対応

- 新生児蘇生法（neonatal cardio-pulmonary resuscitation；NCPR）にのっとり蘇生を開始し、新生児科医をコールする。

産科病棟のスタッフも NCPR の講習を受け、急変時の対応が可能なようになっている。現時点での問題点は、母子同室中に急変が起こった場合に、病室内に必要な器具がないため実際には蘇生にすぐ移れるようになっておらず、今後、施設で見直す必要がある。

おわりに

わが国の母子同室施行施設には地域差があり[5]、三砂ら[10]は「母子同室を経験していない産科医ほど意義や推進の必要性を理解していない」と述べている。旧来の日本では自宅や助産所での分娩が通常で、産後、母と子は一緒にいることが当たり前であり、世代を超えた家族や地域のつながりの中、自然に育児支援がなされていたと思われる。しかし、核家族化、初妊娠の高年化が進み、妊娠・出産・育児を取り巻く社会的環境は決して母子に優しいとはいえず、それに比例して増加する虐待や育児放棄に対して「育児支援」として医療者や児童相談所をはじめとする行政が取り組まなければならない事態となっている。周産期に携わる医療者は、医学的根拠を理解し、それらを妊娠期より説明し、母

05 母子同室

子にとって快適かつ安全でより充実した産後の期間を過ごしてもらえるよう支援することにより、その後の育児支援につなげる必要があると考える。

> **助産師の対応ポイント！**
>
> 　終日の母子同室では、各施設で決められた時間に助産師が病室を訪室し、児の検温、授乳や排泄状況の観察、全身状態の確認を行う必要がある。さらに退院後、母親が自信を持って育児、授乳できるよう母乳育児指導を行い、母親自身が児の健康状態を観察し異常を判断できるように、新生児の特徴を指導することも大切である。
>
> 　また、産後は母親の疲労が取れていない状況で、終日の母子同室が始まる。夜間も授乳や育児を行うことで睡眠不足と疲労が重なり、授乳時に児と添い寝しながら一緒に寝込んでしまうこともある。これはベッドからの児の転落や異常（無呼吸）に気付かないというリスクがあるため、当院では母親と同じベッドでの添い寝、添い乳は、助産師の目の届かない状況下では行わないことにしている。退院後も母親が睡眠をとるときには、添い寝しないよう注意を呼び掛けている。
>
> 　　　　　　　　　　　（聖隷浜松病院産科〔C5〕病棟　助産師　古橋昭世）

引用・参考文献

1) WHO. Protecting, promoting and supporting breast-feeding ; the special role of maternity services ; a joint WHO/UNICEF statement. 1989.
http://apps.who.int/iris/bitstream/10665/39679/1/9241561300.pdf〔2017. 10. 12〕
2) 厚生労働省. 平成27年度 乳幼児栄養調査結果の概要. 2016.
http://www.mhlw.go.jp/stf/seisakunitsuite/bunya/0000134208.html〔2017. 10. 12〕
3) Yamauchi, Y. et al. The relationship between rooming-in/not rooming-in and breast-feeding variables. Acta Paediatr. Scand. 79(11), 1990, 1017-22.
4) Jaafar, SH. et al. Rooming-in for new mother and infant versus separate care for increasing the duration of breastfeeding. Cochrane Database Syst. Rev. (8), 2016, CD006641.
5) 北島博之. 全国の総合病院における産科混合病棟と母子同室の状況について. 日本周産期・新生児医学会雑誌. 48(3), 2012, 661-8.
6) Lvoff, NM. et al. Effect of the baby-friendly initiative on infant abandonment in a Russian hospital. Arch. Pediatr. Adolesc. Med. 154(5), 2000, 474-7.
7) Buranasin, B. The effects of rooming-in on the success of breastfeeding and the decline in abandonment of children. Asia Pac. J. Public Health. 5(3), 1991, 217-20.
8) 和泉澤千恵. 早期母児同室の授乳において助産師等の経過観察義務違反が問われた事件. 年報医事法学. 30, 2015, 224-30.
9) 大木茂ほか. 出生後分娩施設での新生児急変に関する全国調査. 日本未熟児新生児学会雑誌. 24(1), 2012, 73-81.
10) 三砂ちづるほか. 日本の赤ちゃんは出産後に母子同室で過ごせているか：産婦人科医と助産師を対象とした横断研究より. 母性衛生. 47(2), 2006, 448-54.

【術後】
06 血栓の予防

浜松医療センター産婦人科周産期・
メディカルバースセンター 副センター長兼医長 **芹沢麻里子** せりざわ まりこ

✎ 血栓塞栓症

　血栓症とは血管内に血栓が形成されて血流が閉塞される病態であり、血栓が血管を閉塞すると塞栓症となる。心筋梗塞や脳梗塞も血栓塞栓症ではあるが、ここでは静脈血栓塞栓症（venous thromboembolism；VTE）の予防について解説する。

　VTE は欧米人に多く、わが国では比較的まれといわれてきた。しかし、生活習慣の欧米化、高年妊婦や合併症妊婦の増加、それによる帝王切開分娩率の上昇などにより VTE 発症率も増加してきている。さらに、日本人ではプロテイン S 徳島変異を持つ人が健常人の約 2％存在し、VTE 発症のオッズ比が 5.58 と、日本人における血栓塞栓症発症の一因となっているが、変異があることを認識している人は少ない[1,2]。

　血栓を起こす要因として Virchow（ウィルヒョウ）の 3 徴①血液組成の変化（血液凝固能亢進または血栓形成傾向）、②血流の状態（うっ血、乱流）、③血管壁の状態（血管内皮損傷）が知られている。妊娠中・出産時は、①血液凝固能の亢進、線溶系機能の低下、血小板活性化、プロテイン S 活性低下、②女性ホルモンの静脈平滑筋弛緩作用、増大した子宮による下肢の血管の圧迫、帝王切開術後の臥床による血液うっ滞、③帝王切開術による骨盤内領域（総腸骨静脈など）の血管内皮障害と、血栓を起こす素因がそろうため、VTE を発症しやすい状態であるといえる。

　日本産婦人科・新生児血液学会の調査で、VTE の発症は妊娠初期と妊娠後期の 2 相性のピークを示し、産褥期は 1 日目に最も多く見られた。産褥期の発症のうち、深部静脈血栓症（deep vein thrombosis；DVT）の 19/25（76％）、肺血栓塞栓症（pulmonary thromboembolism；PTE）の 24/25（96％）が帝王切開術後であった[3,4]。そのため帝王切開術においては、VTE のリスクを評価しリスクに合った予防措置が重要となる。

06 血栓の予防

VTEのリスク評価と予防

妊娠中

　前述した通り妊娠自体がVTEのリスクを増加させるため、妊娠以外のリスクを妊娠早期から評価することが予防のためにも重要である。妊娠中に新たなリスクが生じた場合には再度評価し、予防法を再検討する必要がある。さらに、妊娠がリスク因子であるため、妊娠女性は長期臥床を避けることが重要となる。

　しかし、切迫早産などで安静を指示された場合、下肢挙上、膝の屈伸、足の背屈運動、弾性ストッキングの装着などの理学的予防を行うことが望ましい。これらの理学的予防は全ての妊婦が積極的に取り組んでもよいであろう。

　リスク分類は表1[5]を参照に行い、第1群に該当する症例では妊娠中から抗凝固療法を行うことが勧められている。第2群、第3群では妊娠中の抗凝固療法は個々の症例で判断し検討するとなっているが、第2群で妊娠中の手術後は抗凝固療法が勧められている。抗凝固療法として、わが国では未分画ヘパリン5,000単位の1日2回の皮下注射が推奨されている[5]。

分娩後

　分娩後は、経腟分娩および帝王切開分娩のいずれにおいても脱水にならないよう、必要な補液を行う。VTEによる死亡例の多くが帝王切開術後で、かつ2日目以降に離床した症例であったことから[6,7]、術後1日目の早期離床を勧める。

　帝王切開術は仰臥位または開脚位で行うか、砕石位の場合は膝窩部を強く圧迫しない状態で行う。帝王切開術の場合にはリスク評価にかかわらず全例に弾性ストッキングの装着または間欠的空気圧迫法を行うのが望ましいが、下肢の観察をしっかり行い、血栓症がある場合には間欠的空気圧迫法は禁忌となる。弾性ストッキングの装着と間欠的空気圧迫法は手術執刀前から開始し、十分な歩行が可能となったら中止とする（図1・2）。

　分娩後のVTEリスク分類は表2[8]を参照に行い、第1群に該当する症例では分娩後抗凝固療法あるいは分娩後抗凝固療法と間欠的空気圧迫法との併用を行う。第2群に対しては分娩後抗凝固療法あるいは間欠的空気圧迫法を行う。第3群に対しては分娩後抗凝固療法あるいは間欠的空気圧迫法を検討するとなっている。

表1 妊娠中の VTE リスク分類

第1群　VTEの高リスク妊娠
●以下の条件に当てはまる女性は妊娠中の抗凝固療法を行う。
1) 2回以上のVTE既往
2) 1回のVTE既往、かつ以下のいずれかが当てはまる
　a) 血栓性素因*がある
　b) 既往VTEはⅰ) 妊娠中、ⅱ) エストロゲン服用中のいずれかで発症した
　c) 既往VTEは安静・脱水・手術などの一時的なリスク因子がなく発症した
　d) 第1度近親者にVTE既往がある
3) 妊娠成立前よりVTE治療（予防）のための抗凝固療法が行われている

第2群　VTEの中間リスク妊娠
●以下の条件に当てはまる女性は妊娠中の抗凝固療法を検討する。
●以下の条件に当てはまる女性は妊娠中手術後には抗凝固療法を行う。
1) 1回のVTE既往があり、それが安静・脱水・手術など一時的リスク因子による
2) VTE既往がないが以下の条件に当てはまる
　a) 血栓性素因*がある
　b) 妊娠期間中に以下の疾患（状態）が存在
　　心疾患、肺疾患、SLE（免疫抑制剤の使用中）、悪性腫瘍、炎症性腸疾患、炎症性多発性関節症、
　　四肢麻痺・片麻痺など、ネフローゼ症候群、鎌状赤血球症（日本人にはまれ）

第3群　VTEの低リスク妊娠（リスク因子がない妊娠よりも危険性が高い）
●以下の因子を3つ以上有する女性は妊娠中の抗凝固療法を検討する。
●以下の因子を1から2つ有する女性は妊娠中のVTEの発生に留意する。
VTE既往がないが以下の因子を有する
　35歳以上、妊娠前BMI 25kg/m² 以上、喫煙者、第1度近親者にVTE既往歴、安静臥床、長時間の旅行、脱水、表在性静脈瘤が顕著、全身感染症、妊娠中の手術、卵巣過剰刺激症候群、妊娠悪阻、多胎妊娠、妊娠高血圧腎症

---

*血栓性素因：先天性素因としてアンチトロンビン、プロテインC、プロテインSの欠損症（もしくは欠乏症）、後天性素因としては抗リン脂質抗体症候群（診断は札幌クライテリア・シドニー改変に準じる：CQ204 表1参照）が含まれる。ただし、VTE既往のない女性を対象としての血栓性素因スクリーニングを行うことに関してはその臨床的有用性に疑義が示されており、妊娠中／産褥期VTE予防のための血栓性素因スクリーニング実施の必要性は低い。

表1は Royal College of Obstetricians and Gynecologists Guideline 2015（RCOG）と American College of Chest Physicians Evidence Based Clinical Practice Guidelines （ACCP2012）を参考にしてガイドライン作成委員会で作成した。
※下線は2014年版のCQ&Aから、今回大きく変更された部分または追記された部分　　　　　　　　（文献5より引用）

　分娩後の抗凝固療法は、妊娠中と同じく未分画ヘパリン5,000単位の1日2回の皮下注射が推奨されている。帝王切開術後であれば低分子ヘパリンのエノキサパリンナトリウム（クレキサン®）とフォンダパリヌクスナトリウム（アリクストラ®）の予防的投与が保険適用となっている。低分子ヘパリンは未分画ヘパリンに比べ、出血や血小板減少症などの副作用が少なく海外では推奨されているが、わが国では保険適用が術後24時間以降に限られているため、そ

06 血栓の予防

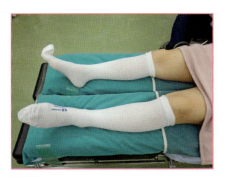

図1 弾性ストッキングの着用

執刀前から弾性ストッキングを着用し、砕石位ではなく開脚位ができる手術台を使用する。

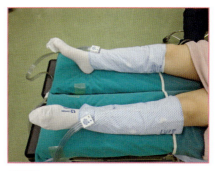

図2 間欠的空気圧迫法

執刀前から間欠的空気圧迫法を開始する。

表2 分娩後のVTEリスク分類

第1群　分娩後VTEの高リスク
●以下の条件に当てはまる女性は分娩後の抗凝固療法あるいは分娩後抗凝固療法と間欠的空気圧迫法との併用を行う。
1) VTEの既往
2) 妊娠中にVTE予防のために抗凝固療法が行われている

第2群　分娩後VTEの中間リスク
●以下の条件に当てはまる女性は分娩後の抗凝固療法あるいは間欠的空気圧迫法を行う。
1) VTEの既往はないが血栓性素因*があり、第3群に示すリスク因子が存在
2) 帝王切開分娩で第3群に示すリスク因子が2つ以上存在
3) 帝王切開分娩でVTE既往はないが血栓性素因*がある
4) 母体に下記の疾患（状態）が存在
　分娩前BMI 35kg/m^{2}以上、心疾患、肺疾患、SLE（免疫抑制剤の使用）、悪性腫瘍、炎症性腸疾患、炎症性多発性関節症、四肢麻痺・片麻痺など、ネフローゼ症候群、鎌状赤血球症（日本人にはまれ）

第3群　分娩後VTEの低リスク（リスク因子がない妊娠よりも危険性が高い）
●以下の条件に当てはまる女性は分娩後の抗凝固療法あるいは間欠的空気圧迫法を検討する。
1) 帝王切開分娩で下記のリスク因子が1つ存在
2) VTE既往はないが血栓性素因*がある
3) 下記のリスク因子が2つ以上存在
　35歳以上、3回以上経産婦、妊娠前BMI 25kg/m^{2}以上BMI 35kg/m^{2}未満、喫煙者、分娩前安静臥床、表在性静脈瘤が顕著、全身性感染症、第1度近親者にVTE既往歴、産褥期の外科手術、妊娠高血圧腎症、遷延分娩、分娩時出血多量（輸血を必要とする程度）

表2に示すリスク因子を有する女性には下肢の挙上、足関節運動、弾性ストッキング着用などを勧める。ただし帝王切開を受ける全ての女性では弾性ストッキング着用（あるいは間欠的空気圧迫法）を行い、術後の早期離床を勧める。
*血栓性素因：先天性素因としてアンチトロンビン、プロテインC、プロテインSの欠損症（もしくは欠乏症）、後天性素因としては抗リン脂質抗体症候群（診断は札幌クライテリア・シドニー改変に準じる：CQ204　表1参照）が含まれる。
表2はRoyal College of Obstetricians and Gynecologists Guideline 2015（RCOG）とAmerican College of Chest Physicians Evidence Based Clinical Practice Guidelines（ACCP2012）を参考にしてガイドライン作成委員会で作成した。
※下線は2014年版のCQ&Aから、今回大きく変更された部分または追記された部分
（文献8より引用）

れまでは間欠的空気圧迫法を行う必要がある。低分子ヘパリンは、海外では術後早期から投与されており、わが国でも止血を確認した2時間以後に投与した243症例の安全性と有効性に関しての報告[9]があることから、インフォームドコンセントの下に投与することも可能であろう。

　帝王切開術や無痛分娩において硬膜外麻酔や脊髄くも膜下麻酔を行う場合、刺入操作は未分画ヘパリン投与から4時間空ける、刺入後の未分画ヘパリン投与は1時間以上空ける、カテーテル抜去は未分画ヘパリン静脈注射では最終投与から2〜4時間以上、皮下注射では最終投与から6〜10時間程度たってから行う。低分子ヘパリンのエノキサパリンナトリウムの場合は半減期が長いため、10〜12時間程度たってから慎重に行うとなっている。

助産師の対応ポイント！

　帝王切開術後の帰室後も手術中に引き続き間欠的空気圧迫法を施行し、バイタルサインを測りホーマンズ徴候（膝関節伸展位で足関節を背屈させると、腓腹筋に疼痛が出る）やプラッツ徴候（腓腹筋をつかむと、疼痛が増強する）がないかを確認する。麻酔から覚醒してきたら積極的に体位変換をし、足関節運動を行うように指導する。術後第1歩行ができるまでは、心電図と経皮的酸素飽和度のモニターを持続的に観察する。

（浜松医療センター周産期センター　副看護長　新田京子）

06 血栓の予防

経腟分娩とはここが違う！

　前述した通り、帝王切開分娩の場合、外科的操作による骨盤内血管の損傷と長期臥床による血液のうっ滞がリスクを増大させ、経腟分娩に比べ血栓塞栓症は 22 倍に増加する[3]。通常の経腟分娩で下肢を動かさず臥床することはほとんどない。しかし、よほどの難産で歩行困難の場合や妊娠高血圧症候群などで遮光安静を指示されたときには、帝王切開術後と同じように弾性ストッキングの装着と間欠的空気圧迫法を施行することが望ましい。

　また、帝王切開分娩の場合には In-Out バランスを確認でき脱水傾向を早く認知できるが、経腟分娩の場合には陣痛のため飲食ができなくなり妊婦がどの程度の脱水状態であるかを把握しにくいため、排尿回数や尿比重などを観察、推測し、適宜補液することも大切である。

引用・参考文献

1) 宮田敏行ほか. 日本人の血栓性素因, 特にプロテイン S 欠損症を中心に. 日本産婦人科・新生児血液学会誌. 20(2), 2011, 75-82.
2) Kimura, R. et al. Protein S-K 196E mutation as a genetic risk factor for deep vein thrombosis in Japanese patients. Blood. 107(4), 2006, 1737-8.
3) 小林隆夫ほか. 産婦人科領域における深部静脈血栓症／肺血栓塞栓症：1991 年から 2000 年までの調査成績. 日本産婦人科・新生児血液学会誌. 14(2), 2005, 1-24.
4) 小林隆夫ほか. 産婦人科血栓症調査結果 2001-2005. 日本産婦人科・新生児血液学会誌. 18(1), 2008, S3-4.
5) 日本産科婦人科学会／日本産婦人科医会. "CQ004-1 妊娠中の静脈血栓塞栓症（VTE）の予防は？". 産婦人科診療ガイドライン：産科編 2017. 東京, 日本産科婦人科学会, 2017, 10-4.
6) 妊産婦死亡症例検討評価委員会／日本産婦人科医会. "2014 年度の提言". 母体安全への提言 2014 Vol. 5. 東京, 妊産婦死亡症例検討評価委員会／日本産婦人科医会, 2015, 18-54.
7) 妊産婦死亡症例検討評価委員会／日本産婦人科医会. "母体安全のための 10 則". 母体安全への提言 2015 Vol. 6. 東京, 妊産婦死亡症例検討評価委員会／日本産婦人科医会, 2016, 65-75.
8) 日本産科婦人科学会／日本産婦人科医会. "CQ004-2 分娩後の静脈血栓塞栓症（VTE）の予防は？". 前掲書 5. 15-9.
9) 志賀友美ほか. 帝王切開後 24 時間以内の低分子ヘパリン投与の安全性と有効性の検討. 東海産婦人科学会雑誌. 52, 2015, 111-4.

【術後】
07 早期離床

浜松医療センター産婦人科周産期・
メディカルバースセンター 副センター長兼医長　**芹沢麻里子** せりざわ まりこ

はじめに

　早期離床の歴史は古く、1899年にRies[1]が婦人科手術後の離床を報告し、1941年にLeithauser[2]が離床成果を報告した。1999年にKehletら[3]が開腹S状結腸手術において術後鎮痛と早期離床および早期経口摂取による管理法を報告し、2005年には大腸ERASプロトコル（enhanced recovery after surgery：術後回復力強化プログラム）が発表され[4]、わが国でも大腸がん手術後に限らず多くの臨床現場で行われるようになってきた。婦人科疾患の術後でも報告されてきており[5]、今後、帝王切開術でも適用される可能性がある。

　ERASの推奨項目は幾つかあり、入院前のカウンセリング、カテーテル留置時間を最短最小限にすること、早期経口摂取などあるが、その一つに早期離床が含まれている。ただし、重症の妊娠高血圧症候群合併の症例や多量出血後などは安静が必要であり、早期離床ができないこともある。その場合でも安静解除となれば可能な限り早く離床を行い、離床までの間は間欠的空気圧迫法や理学的予防を併用することが必須である。

早期離床の効果

■血栓塞栓症の予防

　「第1章 術後06. 血栓の予防」でも述べた通り、妊娠中、特に帝王切開術では、血栓を起こす素因がそろうため、静脈血栓塞栓症（venous thromboembolism；VTE）を発症しやすい状態であるといえる。そのため帝王切開術においてはVTEのリスクを評価し、リスクに合った予防措置が重要となる。

　さらに、帝王切開術後のVTEに関連した妊産婦死亡においては、5例中4例が術後2日目以降の離床であったことを踏まえ「母体安全への提言2014」[6]では、「帝王切開術後の静脈血栓予防のため術後1日目までには離床を促す」

とし、早期離床の重要性を指摘している。「母体安全への提言2015」[7]によれば、血栓塞栓症など肺疾患による母体死亡は全体の6％、死亡原因の6位にまで下がってはいるが、発症から心肺停止まで30分以内と急激に進行することが多く、ひとたび起こると治療が間に合わない可能性があるため、予防が非常に重要である。帝王切開術時には弾性ストッキングを装着し、間欠的空気圧迫法を行い、麻酔覚醒後からは膝の屈伸、足の背屈運動などの理学的予防を施行し、術後1日目には離床を開始する。

■子宮復古促進、子宮内感染予防

　帝王切開術による出産では子宮口が未開大の場合も多く、悪露が停滞し子宮内感染が起こりやすくなる。帝王切開術後はベッド上臥床しているため、さらに悪露が排出されにくくなる。離床すると重力により悪露の排泄が促進され、循環が促され体内の組織の酸素化が進み子宮内感染の予防につながる[8]。

■創傷治癒

　「早く動いたら傷が開きませんか？」という質問は患者から時になされるが、もちろん答えは「No」である。術後は創部の疼痛などにより横隔膜の動きが抑制される。早期離床により横隔膜が下がり肺胞でのガス交換が促進され、体内組織の酸素化が進む。創傷治癒の過程におけるコラーゲンの産生などには十分な酸素を必要とするため、早期離床による循環促進、酸素化の促進は治癒過程の促進と感染予防に役立つ[9]。

■消化管合併症などの予防

　早期離床が術後イレウスの予防になるといわれている。しかし実際には、十分なエビデンスはない。一方で、ERASを導入した結果、麻痺性イレウスや術後合併症が減少したとの報告もある[10]。早期離床により、重力で消化管の位置が変わることも関与していると考えられる。また、早期に経口摂取を開始することで腸蠕動の回復が図れ、輸液の終了と早期離床にもつながる。早期離床により排尿・排便意欲が出れば腸蠕動の亢進にもつながり、膀胱カテーテルも早急に抜去でき、尿路感染のリスクを減らすこともできる。

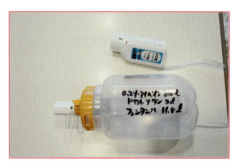

図1 自己調節硬膜外鎮痛法（patient-controlled epidural analgesia；PCEA）

離床の実際

　帝王切開術後3時間程度で離床を行っている報告もすでに出てきている[12, 13]。離床時には肺血栓塞栓症（pulmonary thromboembolism；PTE）を発症するなどのリスクを考えると、第1歩行は人手が多い昼間の時間に行うのがよい。そのため、安静を守らなければならない合併症がない限り、術後1日目の日中には離床を開始する。

■疼痛管理

　早期離床の上で最も妨げとなるのが創部痛であるため、適切な術後鎮痛が必要である。帝王切開術で行われる麻酔方法は脊髄くも膜下麻酔と硬膜外麻酔とを併用したCSEA（combined spinal-epidural anesthesia：脊髄くも膜下硬膜外併用麻酔）か、それぞれの単独であることが多い。硬膜外麻酔を併用している場合、術後疼痛管理として自己調節硬膜外鎮痛法（patient-controlled epidural analgesia；PCEA、図1）を使用し積極的に痛みをコントロールすることができ、離床時のストレスを取り除くことができる。

　ただし、硬膜外カテーテルから持続的に麻酔薬を注入しているときには、穿刺している椎体の位置やカテーテル先端の位置によっては、下肢の痺れや運動神経麻痺が生じる可能性もあるため、硬膜外カテーテルからの鎮痛薬を減量しなければならない。その場合には非ステロイド性抗炎症薬（non-steroidal anti-inflammatory drugs；NSAIDs）やアセトアミノフェンを使用し疼痛コントロ

07 早期離床

ールを行う。

　全身麻酔単独の場合や脊髄くも膜下麻酔単独の場合、NSAIDs やアセトアミノフェンだけではなく経静脈的自己調節鎮痛法（intravenous patient-controlled analgesia；IV-PCA）を使用することで鎮痛コントロールを行う。離床時に痛みが最小限になるよう、離床に合わせ鎮痛薬を使用する。

■ カテーテル類の抜去

　輸液ルートや膀胱カテーテルなど体内に留置されているカテーテル類は歩行移動時の妨げとなる。膀胱カテーテルは麻酔から覚醒すれば抜去可能であるが、夜間の第1歩行はリスクがあることや、術中出血量によっては尿量を確認する必要があるため、術後1日目に抜去する。ただし、離床ができない状態で膀胱カテーテルを抜去すると床上排泄などを強いなければならないので、トイレ歩行可能なことを確認してから抜去する。

　輸液ルートを早期に抜去するためには早期の経口摂取が必要である。大腸がん周術期管理においても ERAS に基づき手術当日から飲水を開始しているため、帝王切開術後でも手術当日には飲水を開始、翌日には食事開始が可能である。また食事摂取が進まない場合、経口補水液を併用し輸液を早期に終了することも可能であろう。

■ 事前教育

　事前説明がなく手術翌日に離床を促しても、創部の痛みやカテーテル類の煩わしさから、「無理」と協力してもらえない可能性がある。早期離床を行うことの重要性、離床時のリスクとその予防を事前に説明することで、離床に対する本人の意欲を持たせ、順調な早期離床が可能となる。選択的（予定）帝王切開術であればクリニカルパスを利用し、入院から退院までの流れを説明することが大切である。

■ 離床時の注意点

　早期離床が安全にできるかどうか、以下のアセスメントを行う。

①臥床時のバイタルサインは問題ないか。下肢の腫脹、疼痛、左右差など深部静脈血栓症（deep vein thrombosis；DVT）の徴候がないか。

②硬膜外麻酔の効果が下肢にまで広がっていないかどうか。運動麻痺や痺れの状態を観察する。

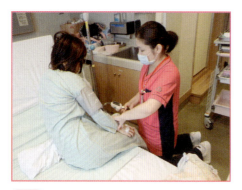

図2 端座位でバイタルサインを確認

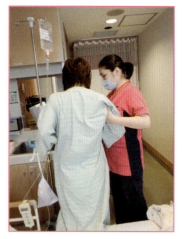

図3 起立したらその場で足踏みを行う

③疼痛コントロールはできているか。離床のタイミングに合わせて鎮痛薬を使用する。

④褥婦の離床に対する意欲はどうか。

⑤離床時に起立性低血圧やPTEを起こす可能性も考慮し、緊急時のスタッフ確保や連絡体制ができているか。

■ 離床の流れ

前述の注意点を評価し、以下の手順で開始する。

①まず十分な鎮痛が得られているか確認してからベッドをギャッチアップし、数分待つ。

②ベッドサイドへ移動し下肢を下ろし、端座位となる。バイタルサインを確認する（図2）。

③次に、ゆっくりと起立する。

④起立できたら、その場で足踏みを行う（図3）。

⑤その後、歩行開始する。

　上記の行動前後には、バイタルサインの変化がないか、自覚症状の変化がないか確認する。

07 早期離床

助産師の対応ポイント！

　早期離床のためには、疼痛コントロールが重要である。タイミング良く離床するためには、褥婦の表情を見て訴えを聞き、離床する予定時間を話し合いながら進めていく。

　間欠的空気圧迫法の活用、下肢の挙上、足関節運動、弾性ストッキング着用といった予防策を行うとともに、VTE発症リスクも検討し、バイタルサイン（経皮的酸素飽和度）やホーマンズ徴候がないかも確認する。産後は貧血症状が出やすいので、端座位になったところで褥婦の状態の変化を観察してから歩行を開始している。

　また、離床時にチーム内でブリーフィングし、「離床します。スタッフコールしたら来てください。心電図も見ていてください」と伝えてから離床を開始する。離床後はデブリーフィングして、皆で褥婦の観察の注意点を確認している。突然の呼吸苦出現などトラブル時にチームで迅速に対応できるように、常にトレーニングを行っている。

（浜松医療センター周産期センター　副看護長　新田京子）

経腟分娩とはここが違う！

　経腟分娩の場合、多くは分娩後2～6時間で第1歩行を開始するため臥床時間は短く、離床に伴う合併症は少ない。しかし、経腟分娩による疲労と分娩時の出血などにより起立性低血圧を起こすことが多くなるため注意が必要である。

　帝王切開術後の第1歩行時は起立性低血圧にも注意すべきではあるが、VTEの危険性は経腟分娩より高いので、慎重な観察が必要である。いずれにしても産褥はVTEを発症しやすい時期であるため、第1歩行の際には緊急時に対応できるようにしておく。

引用・参考文献

1) Ries, E. Some radical changes in he after treatment of celiotomy cases. JAMA. 33(8), 1899, 454-6.
2) Leithauser, DJ. Early rising and ambulatory activity after operation. Arch. Surg. 42(6), 1941, 1086-93.
3) Kehlet, H. et al. Hospital stay of 2 days after open sigmoidectomy with a multimodal rehabilitation programme. Br. J. Surg. 86(2), 1999, 227-30.
4) Fearon, KC. et al. Enhanced recovery after surgery：a consensus review of clinical care for patients undergoing colonic resection. Clin. Nutr. 24(3), 2005, 466-77.
5) Royal College of Obstetrics and Gynaecologists. Enhanced recovery in gynaecology. Scientific Impact Paper. 36, 2013, 1-8.
6) 妊産婦死亡症例検討評価委員会／日本産婦人科医会. "2014 年度の提言". 母体安全への提言 2014 Vol. 5. 東京, 妊産婦死亡症例検討評価委員会／日本産婦人科医会, 2015, 18-54.
7) 妊産婦死亡症例検討評価委員会／日本産婦人科医会. "2010-2016 年の妊産婦死亡で事例検討の終了した 266 例の解析結果". 母体安全への提言 2015 Vol. 6. 東京, 妊産婦死亡症例検討評価委員会／日本産婦人科医会, 2016, 8-25.
8) 牧野田知ほか. 産褥異常の管理と治療. 日本産科婦人科学会雑誌. 61(12), 1999, N632-6.
9) Schreml, S. et al. Oxygen in acute and chronic wound healing. Br. J. Dermatol. 163(2), 2010, 257-68.
10) 豊田暢彦ほか. 大腸がん周術期管理における ERAS の導入とその効果. 島根医学. 37(1), 2017, 23-8.
11) 磯部孟生ほか. 腹壁創部皮下深層ブロック（AWS ブロック）と硬膜外モルヒネ法による帝切手術の術後鎮痛法：覚醒後平均 2 時間 41 分後の尿留置バルーン抜去と歩行. 分娩と麻酔. 93(12), 2011, 36-42.
12) 梅垣裕ほか. 臨床経験 L1-2 穿刺の硬膜外麻酔による帝王切開後の離床は術後 3 時間 30 分以内に可能：帝王切開の麻酔法としての硬膜外麻酔の再認識. 麻酔. 63(11), 2014, 1241-8.

【術後】
08 飲水と食事

新潟大学医学部産科婦人科学教室 特任助教 **五日市美奈** いつかいち みな

はじめに

　近年、北欧を中心に enhanced recovery after surgery（ERAS：術後回復能力強化プログラム）が提案されている。そこではエビデンスに基づいた管理方法による消化器疾患術後の早期回復プログラムにより、術後合併症の減少、入院期間短縮、コスト削減を目指している。ERAS は消化器疾患術後にとどまらず、婦人科疾患術後にも応用されるようになり、今後、選択的帝王切開術にも適用される可能性がある[1,2]。

　ERAS には幾つかの推奨項目があるが、その1つに術後早期の経口栄養摂取開始が含まれており、患者の術後回復に大きな役割を果たしているといえる。この強化プログラムでは術後1日目から経口摂取を推奨し、摂取可能となれば輸液ルートも術後1日目には抜去するとしており、早期の経口摂取、早期離床を目指しているといえよう。帝王切開術における ERAS の適用はいまだ一般的ではないが、今後は褥婦の術後早期回復を目指して早期の経口摂取開始を考慮する必要がある。

　帝王切開術後の水分摂取および食事摂取開始時期については、明確な基準はなく、施設ごとにそのプロトコルを定めているのが現状である。これまでは、開腹手術後の褥婦において、手術後12～24時間は禁食とし、術後1日目より飲水開始、術後2日目に流動食から開始され、流動食が摂取可能となり排ガスが認められれば固形食物へ食上げする方法がとられていた[3]。

　しかし、帝王切開術の場合は脊髄くも膜下麻酔下での手術であり、また消化器の操作は行われないことがほとんどで、術後の食事はこれまでより早期に開始することが可能であるとする報告が見られる。帝王切開術後の早期経口摂取と後期経口摂取とを比較した論文は、これまでにも幾つか報告されており、これを基に、帝王切開術後の適切な経口摂取開始時期および留意点について考えてみる。

　なお本項では、特に断りがない限り、帝王切開術の麻酔は全身麻酔ではなく、

硬膜外麻酔や脊髄くも膜下麻酔下に施行された手術における術後経口摂取開始について述べる。

術後の経口摂取開始時期～早期経口摂取開始の利点～

　まず始めに、早期に経口摂取を開始することで得られる利点について述べる。

　術前・術後は一定期間の禁食が必要なため輸液ルートが必要になるが、この輸液ルートおよび輸液スタンドは術後の早期離床および早期歩行の妨げとなる。早期離床、早期歩行の遅れは、肺血栓塞栓症および静脈血栓症の発症につながり得る。特に帝王切開術後の場合、経腟分娩に比べ肺血栓塞栓症の頻度は22倍も増加する[4]といわれているため、早期離床および早期歩行の開始は重要である。

　また、帝王切開術後の早期離床は、合併症軽減のメリットのほかに、授乳や新生児への関わりにおいて効果的に働くとの報告もある[5]。早期離床および早期歩行をよりスムーズに開始するためにも、輸液ルートの早期抜去が必要であり、そのためには経口摂取の促進が重要となる。

　そのほかの利点としては、早期に経口摂取を開始することで、蛋白質の消耗を減らし、創部治癒が促進され、心理的にも良い影響を与える可能性がある[6]。

　さらに興味深いことに、Patoliaらは、早期経口摂取により、入院期間の短縮および医療費を削減できる可能性があることを報告している[3]。具体的には、固形食物の経口摂取において、早期経口摂取開始群は術後5時間で開始、一般的な経口摂取開始群では術後40時間で開始したが、両群でイレウス症状や術後合併症の発症に統計的な差はなかったとしている。また、早期群では一般的群と比較し、より早期に腸管機能が改善したとしている（34.5時間 対 51.0時間）。入院期間は早期群で49.5時間、一般的群では75.0時間であり、早期群の方が短かった。入院にかかる平均費用は早期群で6,602ドル、一般的群で7,804ドルと平均1,202ドルも安かったとしている[3]。

　また別の報告では、早期経口摂取開始群では一般的群に比べ、授乳開始までの時間が有意に短いとの結果もある。帝王切開術症例では早期の授乳開始が遅れるといわれており、初回の授乳までの時間が短縮されるというのは重要なこ

とである。早期経口摂取および早期歩行により、術後のストレス反応と乳汁分泌抑制を最小限にできる可能性が示唆される[5]。

このように、早期に経口摂取を開始することで、イレウス症状の発症を増大させることなく、帝王切開術後の合併症を軽減できることに加え、早期の腸機能の回復や速やかな消化管運動の回復、創部治癒の促進、初回授乳までの時間短縮、入院期間短縮、入院費用軽減などが期待できる。

術後の飲水開始時期

帝王切開術後の経口摂取開始時期、特に固形食物の摂取開始時期についての検討はこれまで多数報告されているが、飲水開始時期について、明確な基準はないのが現状である。飲水開始時期に限った検討の報告はそれほど多くはないものの、安全に開始できる飲水時期について検討している報告があるので、紹介する。

早期の経口摂取の重要性については前述した通りであるが、早期の飲水開始は早期の固形食物の摂取開始につながるため、飲水開始時期は重要である。Malhotraらは、全身麻酔下で行われた選択的帝王切開術を受けた女性100人に対する飲水開始時期について検討している[7]。術後6時間後に飲水を開始した群を早期群、グル音（腸蠕動音）が聴取されてから飲水を開始した群を従来群とした。早期群では消化管運動の回復、排ガス、初回排便までの時間が、従来群と比べ有意に短く、ベッドに座るまでの時間や早期歩行までの時間も早期群で有意に短縮していた。さらに、術後嘔気の頻度は早期群で有意に低かったと報告している。

ほかにも、Mulayimらは、術後2時間で飲水を開始した検討を行い、早期群で、消化管運動、排ガス、退院までの時間の短縮が見られたとし、術後2時間での飲水開始は安全であり許容できると結論付けている[8]。

以上より、限られた報告ではあるが、術後2～6時間での飲水開始により、術後合併症の頻度を上げることなく、消化管運動の早期回復、早期離床、退院期間の短縮が期待できる。

術後の食事開始

これまでの報告により、帝王切開術後の患者では、早期の経口摂取開始は十分に可能であり、消化管運動の回復や排ガスまでの時間、嘔吐の頻度、麻痺性イレウス発症において、何ら悪影響はないといえる。また、帝王切開術を行った褥婦では、術後4〜8時間で固形食物を安全に摂取できるとの報告もある[9]。ただし、施設により、見守るスタッフ数や食事の時間が異なるため、個々の施設にてその最適開始時間は異なる。

実際の進め方

表に、当科にて施行している実際の進め方の一例を示す。

表 当科で施行している飲水・食事の進め方

項目	内容	利点	留意点
飲水開始	術後6時間後から開始	術後嘔気・嘔吐を軽減する可能性 輸液の早期終了	嘔気・嘔吐に注意
食事開始	術後12時間以降の一番早い食事から、常食開始	術後早期回復 褥婦の満足度向上	飲水状況を見ながら開始
輸液ルート中止	術後12時間以降、経口摂取可能であることを確認した後中止 術後1日目の輸液は1,000mLとする（午前0時から朝までを目安）	安静度の早期緩和	輸液中止後は経口摂取・飲水が進んでいることを確認 進まなければ輸液を追加
尿道カテーテル抜去	術後12時間以降の日勤帯で行う	感染リスクの軽減 安静度の早期緩和	褥婦の歩行状況を見ながら抜去時期を考慮
歩行開始	術後12時間以降の日勤帯で行う	血栓症のリスク軽減	初回歩行時の介助

経腟分娩とはここが違う！

　褥婦は術後悪心・嘔吐（post operative nausea and vomiting；PONV）を発症するリスクが高いといわれている。そのため、経口摂取開始時は誤嚥を起こさぬよう、注意が必要である。嘔気・嘔吐症状が強い場合には、褥婦に無理強いをしないことも大切である。ただし、前述した通り、術後早期の飲水開始が嘔気・嘔吐を軽減させる可能性もあるため、褥婦の状態を見ながら注意深く開始する。

　早期の経口摂取はイレウス発症の頻度や嘔気・嘔吐の発症を増加させないが、早期の経口摂取開始であっても、従来通りの経口摂取開始であっても、イレウス発症は起こり得るため、イレウス症状には注意を要する。

　また、経腟分娩と異なり、帝王切開術は開腹手術であるため、消化管を損傷する可能性がある。特に緊急時や反復手術後の褥婦ではその可能性は高くなる。そのため、術後の食事開始およびその後の経過において、嘔吐の頻度やグル音聴取、排ガスや腹痛の有無に注意すべきである。イレウス発症や腹膜炎発症を早期に発見できるよう、褥婦の状態をよく把握することが重要である。

　日本では、古くから術後安静が重要であると考えられていたため、早期の経口摂取を促した場合、心配に思う患者もいる。患者の意思に反し早期経口摂取を無理に進めた場合、患者の不満につながるため、術前に上記で述べた早期経口摂取の利点を説明し、いつから、何を始めるのか、といった術後経過の流れを説明することで、心配や不満は軽減されるであろう。

引用・参考文献

1) Royal College of Obstetricians and Gynaecologists. Enhanced recovery in gynaecology. Scientific Impact Paper. 36, 2013, 1-8.
2) Fearon, KC. et al. Enhanced recovery after surgery：a consensus review of clinical care for patients undergoing colonic resection. Clin. Nutr. 24(3), 2005, 466-77.
3) Patolia, DS. et al. Early feeding after cesarean：randomized trial. Obstet. Gynecol. 98(1), 2001, 113-6.
4) 小林隆夫. 日本産婦人科新生児血液学会調査個人票集計：1991～2000 の 10 年間：個人票調査終了 102 施設. 日本産科婦人科学会雑誌. 56(10), 2004, N382-91.
5) Dube, JV. et al. Effect of planned early ambulation on selected postnatal activities of postcaeserean patients. IJHSR. 3(12), 2013, 110-8.
6) Göçmen, A. Early post-operative feeding after caesarean delivery. J. Int. Med. Res. 30(5), 2002, 506-11.
7) Malhotra, N. et al. Early oral hydration and its impact on bowel activity after elective caesarean section–our experience. Eur. J. Obstet. Gynecol. Reprod. Biol. 120(1), 2005, 53-6.
8) Mulayim, B. et al. Early oral hydration after cesarean delivery performed under regional anesthesia. Int. J. Gynaecol. Obstet. 101(3), 2008, 273-6.
9) Soriano, D. et al. Early oral feeding after cesarean delivery. Obstet. Gynecol. 87(6), 1996, 1006-8.

【術後】
09 創部のケアと疼痛管理

聖隷浜松病院総合周産期母子医療センター　**今野寛子**　こんの ひろこ

📝 創部のケア

■ ケロイド予防

恥骨部周辺はケロイドや肥厚性瘢痕（はんこん）の好発部位といわれており、その予防には瘢痕を残さないような手術操作と術後の適切な創部管理が重要である。

● 問　診

ケロイドや肥厚性瘢痕は、アレルギー体質の人、家族内にケロイドの発生を認める人などに多く発生するといわれており、術前に問診を行うことは有用である。

● 切　開

切開はなるべく皮膚と垂直に行う。術後の瘢痕を少なくするためには最小皮膚緊張線（relaxed skin tension line；RSTL）に沿った切開が勧められるため、縦切開よりも横切開の方が創部は目立ちにくい。術中には皮膚や皮下組織の損傷を最小限に抑えるよう、不必要な鉤での圧迫や牽引はなるべく行わないよう心掛ける。

● 縫　合

皮下縫合や真皮縫合が不十分であると肥厚性瘢痕やケロイドが起こる原因となるため、なるべく死腔を残さないよう縫合を行う。創部は術後時間が経過すると張力により平坦となり、肥厚性瘢痕・ケロイドの発生リスクを高めるため、皮下縫合は創面が隆起する程度に十分に寄せることが重要である[1]。

皮膚の閉創は、非吸収糸による①結節もしくは②連続縫合、③吸収糸による埋没縫合、④ステープラーの4つの方法がある。創関連合併症は縫合群とステープラー群とで有意差は認めないが、下部消化管手術のみでの検討では縫合群で手術部位感染（surgical site infection；SSI）発症率が低いという報告[2]がある。

次にそれぞれの特徴を述べるが、症例ごとに適切な方法を選択する必要がある。

・①結節縫合

1針ずつ縫合・結紮する方法で、連続縫合と比較すると時間を要するが、1

09 創部のケアと疼痛管理

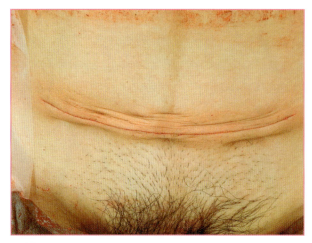

図1 結節埋没縫合後の創部

針ずつ結紮の具合を加減できる。術後に部分的な抜糸も可能である。

- ②連続縫合

1本の糸で創部の端から連続して縫合する。結節縫合と比較し早く縫合できる。運針や糸の締め具合を誤った場合には修復が難しい。

- ③埋没縫合

皮下組織から真皮へ運針し、糸が体表へ出ないように縫合する。抜糸が不要で整容性が高い。

- ④ステープラー

閉腹に要する時間が短い。抜鉤の際、疼痛の訴えが多いという報告がある[3]。

* * *

当院では主に埋没縫合による閉創（図1）を行っており、図2にその手順を解説する。

結節縫合を行った場合の抜糸の方法について、図3に解説する。

● 被覆材

帝王切開術後12週間、紙テープ保護（図4）を行った群では、何も行わなかった群と比較し肥厚性瘢痕が有意に減少したという報告があり、ケロイド予防に紙テープ保護が有効である可能性がある[4]。また、紙テープの代わりにシリコンジェルシートが肥厚性瘢痕の予防に有効という報告もある[5]。被覆材は、

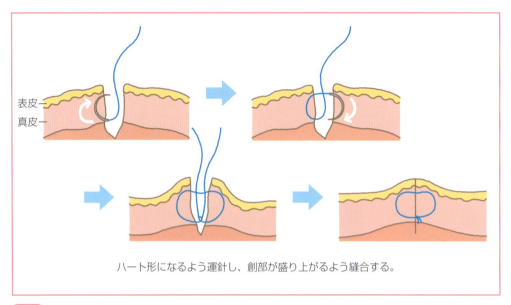

ハート形になるよう運針し、創部が盛り上がるよう縫合する。

図2 埋没縫合による閉創の手順

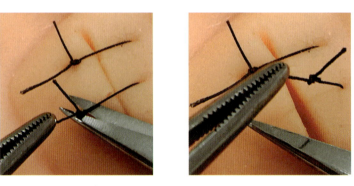

体表にある糸が皮下を通らないように抜糸するため、結紮がある側の糸を持ち上げ、結紮の下に剪刀を入れて糸を切断する。

図3 結節縫合の抜糸の方法

　近年の創傷管理で重視されている適度な湿潤環境をつくり、創傷治癒に必要な清潔・湿潤・密閉・保護を維持することができるといわれている。除去の時期に明確な基準はなく、術後48時間以内に除去した群とそれ以降に除去した群とでSSIの発症率や創離開に有意差を認めないとする報告がある[6]。

09 創部のケアと疼痛管理

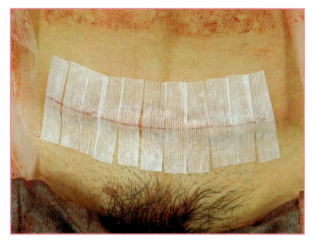

図4 紙テープ保護後の創部

疼痛管理

■ 鎮痛薬の使用

● 経腟分娩との疼痛管理の違い

　産後の疼痛にはさまざまな原因があるが、疼痛があることで育児行動や精神面へも影響を与えるため、疼痛管理は褥婦の精神的なサポートにおいても重要である。帝王切開術後は、経腟分娩と比べ安静時間が長いが、血栓予防などの観点からも早期離床が推奨されており、それに向けた適切な疼痛管理を行うことが大切である。経腟分娩と比較し鎮痛薬の使用頻度は高いが、飲水開始までの間には経口以外の方法での鎮痛薬の使用が必要となるため、術後の経過や褥婦個人に合わせた疼痛管理が必要となる。また、帝王切開術後の創痛や後陣痛だけでなく、恥骨痛や会陰痛、肩部の放散痛を訴えることも多く、それぞれの状況に応じた投与方法や鎮痛薬の併用などを検討し、適切な疼痛ケアを行うことが大切である。一般的な帝王切開術後の疼痛管理について解説する。

● 鎮痛薬の種類と変更のタイミング

　鎮痛薬の投与方法には大きく分けて①経硬膜外投与、②経静脈投与、③筋注（筋肉注射）・皮下注（皮下注射）、④経口投与、⑤経直腸投与――がある。

◆ 経硬膜外投与

　帝王切開術の際には、施設や状況により、脊髄くも膜下麻酔・脊髄くも膜下硬膜外併用麻酔・硬膜外麻酔・全身麻酔などさまざまな麻酔法が選択されている。帝王切開術時に硬膜外カテーテルが留置されていれば、硬膜外カテーテルを使用して術後鎮痛を行うことができる。硬膜外カテーテルを術後も留置しておき、持続的もしくは間欠的に鎮痛薬を投与する方法と、手術終了前に硬膜外カテーテルから長時間作用する鎮痛薬を投与しカテーテルを抜去する方法とがある。

　術後にカテーテルを留置した場合の利点としては、持続的な鎮痛薬の投与が可能であること、本人のタイミングで鎮痛薬をボーラス投与できることなどが挙げられる。

　一方、片側性ブロックが起こり、必ずしも有効な鎮痛が得られない可能性がある。さらに近年は、術後に抗凝固療法を行う場合も多く、術後に硬膜外カテーテルを留置しないことが多い。

　当院では、術後に硬膜外カテーテルから表1に示す塩酸モルヒネ（モルヒネ塩酸塩水和物）を含めた薬剤を投与し、術直後にカテーテルを抜去することとしている。塩酸モルヒネの効果は1日程度持続するといわれており、帝王切開術時に脊髄くも膜下麻酔を行う施設では、術後鎮痛を目的として、くも膜下腔に塩酸モルヒネを含めた薬剤を投与する方法も選択されている。飲水を開始できるころまでの鎮痛が期待できる。塩酸モルヒネの副作用として遅発性の呼吸抑制があるため、術後24時間（塩酸モルヒネの効果がなくなるまで）は心電図モニター・呼吸モニターなどによる定期的な観察が必要である。ほかにも、オピオイドによる遅発性の呼吸抑制やアレルギー反応が出現した場合には、拮抗薬を使用し対応する。

　母乳移行については、フェンタニルクエン酸塩、塩酸モルヒネともに乳児への移行は低濃度と考えられており、母乳育児への影響はないと考えてよい。

◆ 術後から飲水開始まで（経静脈投与・筋注・皮下注）

　術後から飲水開始までの期間、経硬膜外投与による鎮痛に加え、経静脈投与

表1 当院での術後硬膜外カテーテルからの薬剤注入量

フェンタニルクエン酸塩	50μg（1mL）
塩酸モルヒネ	3mg（0.3mL）
1%塩酸メピバカイン	5mL

09 創部のケアと疼痛管理

表2 経静脈投与・筋注・皮下注・経口投与・経直腸投与の薬剤の一例

投与方法	経静脈	筋注	皮下注	経口	経直腸
アセトアミノフェン	アセリオ® 1,000mg/回			カロナール® 200mg/回	
NSAIDs	ロピオン® 50mg/回			ロキソプロフェン60mg/回、ボルタレン® 25mg/回	ボルタレン®サポ®（座薬）50mg/回
トラマドール		トラマール® 100mg/回		トラマール® 25mg/回、トラムセット®（アセトアミノフェンとの合剤）	
ペンタゾシン		ペンタジン® 15mg/回	ペンタジン® 15mg/回		

NSAIDs:non-steroidal anti-inflammatory drugs（非ステロイド性消炎鎮痛薬）

または筋注・皮下注での疼痛管理も併用して行うことができる。当院では術後、飲水を開始するまでの間、6時間ごとにアセトアミノフェンの経静脈投与を行っているが、それでも疼痛が出現する場合には表2に示すような薬剤を補助的に使用している。

筋注・皮下注についても表2に示すような薬剤が一般的に使用されており、頻繁な観察やモニタリングが不要である点や手技が容易である点で、使用しやすいという利点がある。ペンタゾシンには塩酸モルヒネと拮抗する作用があるため、塩酸モルヒネによる鎮痛と併用する際には注意が必要であるが、反対に塩酸モルヒネによる嘔気や軽度のアレルギー反応などの副作用出現時には拮抗と鎮痛の効果を得られ、有用な場合があると考えられる。

◆ 飲水開始後（経口投与・経直腸投与）

飲水開始後は内服が可能となるため、「点滴が育児動作の妨げになる」「内服薬の効果には個人差があり、必要な鎮痛薬の種類や投与量を褥婦自身が入院中に把握できる」などの理由から、可能であればなるべく早期に内服薬への変更を推奨する。術後の経過や疼痛の程度に応じて、定期的な内服か頓用での内服かを選択する。

経口摂取が困難である場合には、経静脈投与・筋注・皮下注のほかに経直腸投与での鎮痛を行うこともできる。経直腸投与は肝臓での分解を受けずに直接血液に吸収されるため、内服と比較すると効果発現までの時間が早いという利点があるが、経静脈投与・筋注・皮下注よりは時間がかかるため、状況に応じて適切な投与方法を選択するべきである。

　経口投与・経直腸投与できる鎮痛薬にはさまざまな種類があり、同様に**表2**に示した。

●母乳への影響

　帝王切開術後の鎮痛薬が母乳に与える影響については、褥婦が最も気に掛けるところであり、正確な情報提供とサポートが必要であると考える。また、退院後に行動範囲が拡大し、より疼痛を訴える褥婦が少なくないため、その場合に使用できる市販の鎮痛薬（例：アセトアミノフェン［タイレノール®A、ラックル®速溶錠など］、ロキソプロフェンナトリウム水和物［ロキソニン®Sなど］、イブプロフェン［イブ®、リングルアイビー®など］）についての情報提供を行っておくことも大切である。

引用・参考文献

1) 小川令ほか. ケロイドおよび肥厚性瘢痕の予防と治療法. 日本医科大学医学会雑誌. 1(3), 2005, 121-8.
2) Tsujinaka, T. et al. Subcuticular sutures versus staples for skin closure after open gastrointestinal surgery：a phase 3, multicentre, open-label, randomised controlled trial. Lancet. 382(9898), 2013, 1105-12.
3) Slade Shantz, JA. et al. Sutures versus staples for wound closure in orthopaedic surgery：a pilot randomized controlled trial. Patient Saf. Surg. 7(1), 2013, 6.
4) Atkinson, JA. et al. A randomized, controlled trial to determine the efficacy of paper tape in preventing hypertrophic scar formation in surgical incisions that traverse Langer's skin tension lines. Plast. Reconstr. Surg. 116(6), 2005, 1648-56.
5) Meaume, S. et al. Management of scars：updated practical guidelines and use of silicones. Eur. J. Dermatol. 24(4), 2014, 435-43.
6) Toon, CD. et al. Early versus delayed dressing removal after primary closure of clean and clean-contaminated surgical wounds. Cochrane Database Syst. Rev. (9), 2013, CD010259.
7) 上山博史. "術後鎮痛の新しい考え方と方法". 周産期麻酔. 東京, 克誠堂, 2012, 150-6.
8) 松田祐典. "授乳中の麻酔薬は何を使用してよいか". 前掲書7. 297-301.
9) Steer, PL. et al. Concentration of fentanyl in colostrum after an analgesic dose. Can. J. Anaesth. 39(3), 1992, 231-5.
10) Spigset, O. et al. Analgesics and breast-feeding：safety considerations. Paediatr. Drugs. 2(3), 2000, 223-38.
11) Tamdee, D. et al. A randomized controlled trial of pentazocine versus ondansetron for the treatment of intrathecal morphine-induced pruritus in patients undergoing cesarean delivery. Anesth. Analg. 109(5), 2009, 1606-11.

【術後】
10 術後の清潔

新潟大学医歯学総合病院総合周産期母子医療センター 助教 **生野寿史** はいの かずふみ

はじめに

　術後の創部ケアは、1960年代に創傷治癒を促進させるには湿潤環境が有用であることが明らかにされた点、およびCDC（Centers for Disease Control and Prevention：米国疾病予防管理センター）より手術部位感染（surgical site infection；SSI）に関するガイドライン[1]が示されたことにより、大きく転換された。

術直後から48時間までのケア

　術後早期は、創部からの出血および血腫形成などに注意する。特に出血性素因（播種性血管内凝固に代表される血液凝固異常のある褥婦、抗凝固療法併用時など）を有する場合には、創部の状態に留意が必要である。
　一期的に閉鎖された手術創は、術後24～48時間で上皮化し、以降は外部からの細菌に汚染されないことが示されている[2]。このことからCDCのSSIに関するガイドラインでは、以下の点が記載されている。

- 一期的に閉鎖された切開創は、術後24～48時間は滅菌ドレッシング材によって保護する。
- 手術部位に接触する前後には、手洗いを行う。
- 48時間以内に創部のドレッシング材の交換を行う場合、滅菌テクニック（通常の清潔操作と同様の手技）を用いる。
- 一期的閉鎖創における48時間以降のドレッシング材使用の有効性は不明である。

　ただし、近年のランダム化比較試験では、創部のドレッシング材の除去を術後6時間後と24時間後に行った2群で比較したところ、両群においてSSIなどの創部合併症に差は認めず、かつ6時間後除去群において患者満足度が高かったとする報告がなされている[3]。

術後 48 時間以降のケア

■ シャワー浴

　CDC のガイドラインでは、48 時間以降の開始を推奨しているが、ドレッシング材被覆なしの状態で行うシャワー浴・入浴に関しての適切な時期については明記されていない。前述の報告[3]からは、術後早期からドレッシング材被覆なしでのシャワー浴も許容される可能性がある。

　帝王切開術後は、経腟分娩後と比べて離床可能となるまでの時間が長く、創部痛のために十分な清潔行動を取ることが難しい。シャワー浴を含めた術後の清潔は、早期離床および創傷治癒の促進、身体の清潔保持で得られる爽快感をもたらすなどの効果もあるため、個人の術後経過に応じた援助が重要である。

表1 SSI 発生に関連する患者因子

- 年齢
- 性別
- 栄養状態
- 糖尿病
- 喫煙
- 肥満
- 既存の感染巣
- 保菌
- 免疫応答
- 術前入院期間

（文献1より一部引用改変）

■ 創部トラブルの発見

　一般的な創部合併症（血腫・感染・離解など）の頻度は、初回帝王切開術例において 1〜2% とされている[4]。また、帝王切開術後の SSI 発生頻度については、2.8〜26.6% との報告がある[5]。「術後 30 日以内の創部感染」と定義されている SSI に関しては、退院後に発症する可能性もあるため、創部チェックに対する患者教育も重要となる。SSI 発生時期に関しては、約 7 割が術後 15 日以内に発生したとするサーベイランス報告がある[6]。よって退院後、1 週間程度の期間は、創部の状態に変化がないか特に注意するように指導することが望ましいと考えられる。SSI 発生に関連した患者因子を表1に示す。SSI 発生のリスク因子を有する場合には、特に注意が必要である。

10 術後の清潔

助産師の対応ポイント！

帝王切開術後の創部観察

当院では、手術当日は帰室時より1・3・6時間後、術後3日目までは1日3回、それ以降は1日1回、助産師がベッドサイドにて腹帯を外して、子宮復古とともに創部の状態を確認している。

帝王切開術後の清潔ケア（シャワー浴）

術後2日目までは全身清拭、3日目以降よりバイタルサイン・離床状況に応じて、シャワー浴を開始している（硬膜外麻酔併用時は抜去後に開始）。ドレッシング材使用時は剥がし、創部を確認してからシャワー浴を実施する。褥婦の身体的回復の程度や創部の状態に応じたシャワー浴可否の判断が重要となる。シャワー浴の方法については、創部の扱いに不安を持っている褥婦も多いため、具体的な方法を指導するように心掛ける（表2）[7,8]。シャワー浴の際には、創部掻痒感・出血・発赤・腫脹などの変化（図）があれば、すぐにスタッフへ伝えるよう指導する。

（新潟大学医歯学総合病院看護部助産師　横野一美）

表2 術後のシャワー浴の方法

①皮膚の汚れを温水で流す。
②洗浄剤を十分に泡立て、皮膚に摩擦を与えないように泡で洗う。
③洗浄剤が皮膚に残らないように十分に流す。
④水分は、乾いたタオルで軽く押さえるように拭き取る。

（文献7より引用改変）

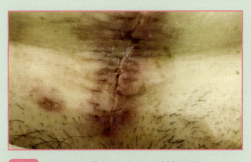

図 帝王切開術後7日目の創部所見
切開創周囲に著明な発赤を認める（本症例は、糖尿病合併例で創部離開を生じた）。

> **経腟分娩とはここが違う！**
>
> 1カ月健診終了時まで入浴は控え、シャワー浴で清潔を保つように指導する。退院後の創部合併症発生の可能性を考慮し、創部掻痒感・出血・発赤・腫脹などの変化がないか、自宅でもよく観察するように指導を行っている。特に帝王切開術後の場合には、創部と衣服との摩擦を避け、肥厚性瘢痕の予防を目的として退院時に紙絆創膏を貼付する指導を行っている。皮膚トラブルがない場合には、6カ月程度の貼付の継続を勧めている。

引用・参考文献

1) Mangram, AJ. et al. Guideline for prevention of surgical site infection, 1999. Hospital Infection Control Practices Advisory Committee. Infect. Control Hosp. Epidemiol. 20(4), 1999, 250-78.
2) DuMortier, JJ. The resistance of healing wounds to infection. Surg. Gynecol. Obstet. 56, 1933, 762-6.
3) Peleg, D. et al. Early wound dressing removal after scheduled cesarean delivery : a randomized controlled trial. Am. J. Obstet. Gynecol. 215(3), 2016, 388. e1-5.
4) Hammad, IA. et al. Peripartum complications with cesarean delivery : a review of Maternal-Fetal Medicine Units Network publications. J. Matern. Fetal Neonatal Med. 27(5), 2014, 463-74.
5) Sarsam, SE. et al. Management of wound complications from cesarean delivery. Obstet. Gynecol. Surv. 60(7), 2005, 462-73.
6) Lima, JL. et al. Surveillance of surgical site infection after cesarean section and time of notification. Am. J. Infect. Control. 44(3), 2016, 273-7.
7) 伴信義. "手術後の入浴，シャワー浴は手術後何日目から可能ですか. その際, 患者にどのような説明が必要ですか". 感染対策ズバッと問題解決：ベストアンサー171. 日本感染管理ネットワーク編. INFECTION CONTROL 秋季増刊. 大阪, メディカ出版, 2011, 127-8.
8) 栗山のぞみほか. "術後の清潔". 帝王切開のすべて. ペリネイタルケア新春増刊. 竹内正人編. 大阪, メディカ出版, 2013, 173-7.

【術後】
11 メンタルサポート
〜雰囲気づくりと振り返りの大切さ〜

国立病院機構長良医療センター 産科 医長　**高橋雄一郎**　たかはし ゆういちろう

はじめに

　周産期医療におけるファミリー・センタード・ケア[1])や精神的なサポートは心の問題であり、繊細で多様な機微への対応が必要なため、なかなか病棟全体で質を上げていくことは容易ではない。それは時として、人の心が理解できるという基本的な個々の資質に依存し、その集合体が病棟全体の雰囲気を形成する。ひいては、その良い雰囲気が医療安全にも貢献すると考えている。一朝一夕に良い雰囲気を持った病棟を築いていくのは容易ではないが、われわれはその方向を目指していかなければならない。

　当科で試行錯誤しながら築き上げつつある、そんな「雰囲気づくり」のエッセンスの一部をご紹介できればと考える。

「帝王切開術」のサポートで何が問題なのか

　(1) 手術室では、産婦は一患者として振る舞う必要があり、時として家族とも隔離され、自分だけが立ち会うことも多く、全身麻酔では知らない間に児が取り出されている、ということにもなる。そんな手術台での不安、緊張は計り知れない。

　(2) 麻酔では、母体の安全、新生児の呼吸確立などの点から脊髄くも膜下麻酔が広く行われている。痛覚の消失を確認後、皮膚切開が開始されるが、触覚は残っており、「切られている」知覚は感じながらの手術となる。時として嘔気や低血圧などの有害作用が出ることもある。また静脈麻酔の追加などで「解離症状」を経験する産婦も多いという研究もある[2])。

　(3) 術後は合併症予防のため早期離床を目指す。そのために創部の痛みと格闘しながらも、翌日には歩行を開始する。そんな時の痛みの感覚がまた一つの

PTSD（post-traumatic stress disorder：心的外傷後ストレス障害）となるともされている[2]。

（4）以前は「帝王切開術は産科医の敗北である」というような古き時代があり、帝王切開術率が高いことは「産科医」としては好ましくない、という風潮があった。年配の看護師や祖父母など身内から、ふとした瞬間にこぼれる「（帝王切開術で）切られちゃった」という言葉が多かったことからもうなづける。しかし、その言葉は出産した産婦にとって、決して褒め言葉ではなく、「あなたは出産に失敗した」という一種のレッテル貼りなのであり、多くの産婦が傷ついている現状に周りが配慮していなかった。医療側は、かつて経腟分娩が成功することが「いい医療者のスキル」と考えていたのであろう。しかし帝王切開術も出産の一つの形であり、「お産」の一つの形であることを伝えることが課題となっている。

（5）経腟分娩と違って、産婦は一患者でなおかつ麻酔を受けている環境にあるため、その前後のことを覚えていないことが多い。術後は「パス」にのっとって離床、授乳、育児練習とハードな時間が次々とやってくる。

ある時、非常にリスクの高い児を緊急帝王切開術で無事出産した褥婦と一カ月健診で出産の経過を振り返ったところ、「経過を全く覚えていない」という。当時はきちっと説明して、用紙まで書いて渡してあり、納得、理解もされてい（ると考えられていた）て、術後もスタッフがケアする中で非常に多くの関わりをしてきたはずの褥婦での経験は非常に衝撃的であった。

その事例をきっかけに、一カ月健診で、特に経過が複雑であったハイリスクの人々に経過を再確認する作業を行ったところ、複雑な経過の場合の約半数の褥婦で、正確な経過、児の出生時の状態など、忘れているか理解されていない事実が判明した。その時は精いっぱいで医療者の言葉が記憶に残らなかったのかもしれない。またわれわれの説明が「分かるであろう」という医療者の思い込みの下で行っていたのかもしれない。比較的、当科は術前の経過説明などを頻回に行う方針であったにもかかわらず、である。

この経験は、自分に多くの重要な臨床上の視点を示唆してくれた。すなわち、医療者がこれで十分であろうと思って説明しても、育児のステージになると忘れていることがあること、ましてやケアに関しても同じで、その瞬間は良い返

11 メンタルサポート〜雰囲気づくりと振り返りの大切さ〜

事をいただいても、もしかしたらその後に心の傷となっていくことがあるかもしれない、などである。そしてまた、時間の経過とともに思いも変わってくる可能性など、当時、医療者中心の「与える、という意味のケア」という言葉の浅はかさを思い知らされた。

最新のPTSD研究から

もともと帝王切開術は、PTSDのリスク因子とされている。最新のスイスの175例の前方視コホート試験[2]でLopezらは、完全なPTSDが2.7％、PTSD様であった症例が9.2％あったとしている。その中で、麻酔と関連した因子として、"鎮静薬の追加"が有意な独立因子であったことを報告した。これは、今までPTSDのリスク因子である、周産期ハイリスクという項目に新たに加わる画期的な因子といえ、さまざまな指針を示唆してくれる。急性のPTSDには産科医や看護スタッフ、心理の専門家によるサポートが必要であると述べている。

当科でのサポートの工夫の実際

前述した"「帝王切開術」のサポートで何が問題なのか"の項（1）〜（5）の問題に対する当科でのサポートの実際を以下に示す。

■当科での帝王切開術時の家族的な関わり〜立ち会い分娩（1）

当科では夫の帝王切開術時の立ち会いを実施している。決して新しい試みではなく[3]、本来、家族を迎える夫婦が立ち会うことの意義は論ずるまでもなく大きく、産婦自身の不安の軽減には効果的である。また家族が、頑張っている産婦の姿を見ることは、のちのちの夫婦関係、親子関係にも良いであろう。

中央手術部には通常、感染症に対する一般の人の入室制限を行うことにより、ほかの手術患者への影響を減らしたい、という管理上の原則が存在する。しかし当科では、一定の健康状態であれば分娩室での帝王切開術のみならず、中央手術部での立ち会いも施行しており、夫由来の感染症は一例も起こっていない。約10年間の1,000例を超える経験の中で、立ち会い手術で起こった有害事象

としては、緊張から脳性貧血を起こした夫の事例が数例あるのみである。やはり、わが子を夫婦そろって迎えるシーンを見ると、将来の素晴らしい家族形成にはあって良いものであろうと感じている。

しかし、われわれは同時に、このことを夫や産婦に強く押し付けないようにしている。また夫が間に合わない緊急手術では、その場に居る医療者が家族の代わりとして児の出生をともに喜び、写真撮影を一緒にしたりもする。そして、くれぐれも、多様な夫婦の価値観に対して医療者のパターナリズムを押し付けることはしないよう配慮している。

また出生後は、できるだけ早期の面会を実現できるようにすることで母親の精神的不安の軽減に努めているが、術当日は動けないため、部屋からNICUの児の様子が分かる「モニター面会」を試みている[4]。

また児の状態が悪化したり、急変しているときこそ、われわれは夫に全てを見ていただき、全てを受け止めていただけるとよい、という視点も忘れないようにしている。完璧な児が得られることのみが出生ではなく、リスクを抱え、多くの人間の尽力により何とか出生するというのが帝王切開術であり、そこにはどのような児であっても受け止める夫婦の覚悟が必要だからである。

■ 雰囲気づくりの工夫（2）～（4）

当科では産科医が麻酔をかける脊髄くも膜下麻酔を日々施行しており、かなりの経験を持っている。そんな中で、覚醒している産婦と最も近くで接する麻酔担当医の役割は大きい。日々の臨床では、薬剤だけではない、ちょっとした会話などで緊張を和らげる役目も担っている。

また術者が思わず発してしまう "negative word" は意識のある産婦には聞こえており、いくら不安であっても医療者はそのような言葉を極力言わないような雰囲気づくりを大事に指導している。「これはまずいな〜」「もっと急げ」などに加え、指導医らが発するこれらの言葉は産婦の不安を増強する。これらは決して手術や執刀医にとって一利もなく、安全な術場の雰囲気の確立には不要な言葉である。実際に、当科の帝王切開術はいくら大出血が起こってもあまり殺伐とした雰囲気にはならず、冷静に淡々と対応する光景が広がっている。

著者が尊敬する、大学時代の麻酔科の土肥修司・岐阜大学前教授によると、「痛みとは、過去に経験した不快な感覚によって決まる感覚」なのだそうであ

11 メンタルサポート〜雰囲気づくりと振り返りの大切さ〜

る。国際疼痛学会においても、「痛み」を「実際に何らかの組織損傷が起こったとき、あるいは組織損傷が起こりそうなとき、あるいはそのような損傷の際に表現されるような、不快な感覚体験および情動体験」と定義し、「主観的な症状であり心理社会的、スピリチュアルな要素の修飾を受ける」としている[5]。そういったことに配慮して、痛覚の消失と、柔らかい家族的な雰囲気の構築によって、少しでもPTSDを減らせていければよいと考えている。

■ 術後一カ月健診での産科医による振り返り（バースレビュー）(5)

当科では産科医も一カ月健診で、簡単な出産の振り返り（医師によるバースレビュー）を行うようにしている。おそらく一カ月間、子育てに奮闘して、かろうじて外来にやってきた母親には、そういった出産のときの大変な時間をゆっくりと振り返る時間も持てていない人が多い。「あなたの赤ちゃんはね、こういう心拍モニターで、こういう状態で生まれたんです。開業の先生が早く搬送してくださったおかげで助かりましたね。またご自身も手術によく耐えました。胎盤の病理検査では……。次回の妊娠で気を付けることはね……」といった具合である。時間は長いわけではないが、要点を一緒にまとめ、時にはシェーマにしながら確認するようにしている。

選択的（予定）帝王切開術と緊急帝王切開術との違い

これらのバースレビューを通して言えることは、緊急帝王切開術になった場合では、産婦の医学的に正確な状況理解がより少ないことであった。当然、緊急であればあるほど医療者が急いで準備を進めているし、ゆっくりと説明を聞く時間、理解する時間もなく、産婦は「任せるしかないな」という環境に置かれる。そして目に飛び込んでくる、焦っている医療者の表情は産婦自身の不安を助長してしまう。そのため、どんなに緊急であっても、産婦の不安を取ることをまず第一に考えながら語り掛け、安心できるように"焦った姿を見せず"に冷静な対応を取るように心掛けることが重要である。

しかし落ち着いた術後には、緊急時であればあるほど「いかに緊急であったか、いかに手術がうまくいったか、お子さんの経過がどうであったのか」など、より多くを説明するようにしている。何より、"出産"大変でしたが、よく頑

張りましたね」というねぎらいの言葉を掛けたいものである。

おわりに

　最後に、出産時の写真や動画を見ながら、大きくなったお子さんに出産時の苦労話など思い出を笑って聞かせられると、家族間に爽やかな風が一瞬吹いて、良い子育てにもつながっていくことであろう。

助産師の対応ポイント！

　入院管理中で、緊急での出産のリスクのある妊婦には、妊娠週数にかかわらず個別の産前教育や産前訪問（NICU・GCU スタッフによる訪問）を行っている。妊婦と家族に対する分娩への意識付けとともに、母児の状況を理解して看護してもらえるという安心感を持って過ごしてもらうためである。妊婦からは「事前に見学したので、NICU の雰囲気が分かってよかった」など肯定的な反応が多い。

　搬送や予期せぬ緊急帝王切開術の場合、術後にできるだけ思いを聞き、時には NICU 面会に同行する。搾乳、面会、児を思い泣くことも全て、母だからこそできることである。しかし褥婦自身は、訳も分からず痛みに耐えながら義務的に行っていると感じることも多い。褥婦は、自分の状況と気持ちを理解してくれている人がいることに心強さを感じると考える。助産師である私たちが、「心配しているよ」「つらかったね」と、私たちの思いを伝えることも、寄り添う看護として大切なポイントである。

（国立病院機構長良医療センター中央 3 階病棟 副師長、助産師　馬場枝里香）

引用・参考文献

1) Klein, MC. et al. Can perinatal regionalization be reconciled with family-centered maternal care? J. Fam. Pract. 5(6), 1977, 969-74.
2) Lopez, U. et al. Post-traumatic stress disorder in parturients delivering by caesarean section and the implication of anaesthesia：a prospective cohort study. Health Qual. Life Outcomes. 15(1), 2017, 118.
3) 坂東範子ほか. 夫立会い帝王切開のアンケートによる評価. 帯広厚生病院医誌. 9(1), 2006, 121-5.
4) 高橋雄一郎ほか. 産科病棟「帝王切開術直後の母児モニター面会の試み」：今すぐにできる NICU, 産科病棟をつなぐ取り組み. 周産期医学. 47(1), 2017, 108-12.
5) Ethical standards for investigations of experimental pain in animals. The committee for research and ethical issues of the international association for the study of pain. Pain. 9(2), 1980, 141-3.

【術後】
12 母乳育児支援

愛仁会高槻病院総合周産期母子医療センター新生児小児科 医長　**菊池　新**　きくちしん

はじめに

　成人手術の場合、手術当日に子どもを連れて来て世話すると聞けば、家族はもちろん医療者でも「痛いのにかわいそう」とか「しんどいときだから休ませてあげたい」と感じる人が多いだろう。しかし、帝王切開術を受ける母親が児を母乳で育てたいと希望しているならば、分娩直後の早期母子接触（early skin-to-skin contact）や、手術当日からの直接授乳や搾乳を支援することは必要不可欠である。そのことを母親や家族が理解して支援を受けることが、母親が育児に自信を持つ礎となるため重要である。

　ここでは主に、帝王切開術を受けた母親にどのような変化が起こるのか、そして母乳育児支援の目的やその具体的な方法について述べ、帝王切開分娩という理由だけで母親の母乳育児の希望が尊重されないことがないよう、最新の情報を整理しておきたい。

帝王切開術を経験した母親における心身への影響

　帝王切開術を受けた母親の産後合併症としては、子宮内膜炎や尿路感染、創部感染といった感染症、出血、深部静脈血栓症、麻酔に伴う合併症などが挙げられる[1〜3]。また、帝王切開分娩児は経腟分娩児と比較して入院率が高く、母子分離となるケースが少なくない。

　帝王切開術による影響は身体的変化にとどまらず、産後の疲労や不快感、ストレス、不安といった心理的変化も生じる。また、帝王切開術を受けた母親は、「手術を受けたくなかった」とか「普通に産むことができなかった」というように、悲嘆・苦痛・不安・罪悪感や自責の念などの否定的な感情を抱くことが多く、時には自分自身や夫の期待に応えられなかったことに対して怒りや憤りを感じることがある[4]。

　産後の心的外傷後ストレスに関するレビューでは、産後の全期間を通して心

的外傷後ストレス障害（post-traumatic stress disorder；PTSD）の発症率は1〜7％と報告されている[5]。また、産後PTSDの発症リスク因子に関するシステマティックレビューでは、緊急帝王切開術だけに限らず選択的帝王切開術もリスク因子の一つに挙げられており[6]、母親自身が術前には想像していなかった心の変化を経験することは決して珍しいことではない。

母親が自分自身に起こる心身の変化を理解し、適切な支援を受けながら、その変化やストレスと付き合えるようになることが重要である。そのためには、後述する母乳育児に直結するような支援だけではなく、「お産」そのものを母親自身がどう受け止めているかを知り、その気持ちに寄り添った支援が必要となる。例えば帝王切開術を受けた母親へのバースプランやバースレビューの活用も報告されている[7〜10]。バースレビューの意義は「自分の出産体験を、"語る"という行為を通して体験し直すことであり、出産体験を意味付けし、自分のものとすること（自己概念の再構築）」である[11]。バースレビューにより、喪失体験の意識化や悲嘆作業への援助としての有用性、「帝王切開分娩で良かった」という肯定的認識への変化が得られたり、肯定的で満足な出産体験を持つ女性の場合には、満足感や達成感をより深める機会になるとされている[12, 13]。

● ユニークな研究：テトリス®によるフラッシュバックの抑制 ●

全く異なるアプローチからの支援を報告した、ユニークな研究をご紹介しよう。2009年に、英国オックスフォード大学を中心とした研究グループは、パズルゲーム「テトリス®」をすることによりPTSDで生じるフラッシュバックを抑制したと報告した[14]。最近では交通事故後のICU入院患者を対象としたランダム化比較試験（RCT）でも同様の効果を報告している[15]。このテトリス®を緊急帝王切開術を受けた母親に産後6時間以内に15分実施してもらうRCTにより、日記の心的外傷を表現した記載内容が有意に少なかったという[16]。テトリス以外のゲームではむしろ悪化したという報告も行っており、研究段階ではあるが非常に興味深い内容である。

12 母乳育児支援

表1 帝王切開術が母乳育児に与える影響

- 陣痛発来前の帝王切開術は、生後早期の母乳率を有意に低下させる [17]
- 母乳分泌や母乳栄養の開始が遅れる [18, 19]
- 児の入眠傾向が強く、哺乳開始が遅れる [18]

帝王切開術が母乳育児に与える影響

　帝王切開術が母乳育児に及ぼす影響については多数の報告があり（表1）、2012年に報告されたシステマティックレビューでは594編の論文が解析され、うち48編を対象に質的統合を行いメタ解析された。その結果、陣痛発来前の帝王切開術は産後早期の母乳育児率を減少させるが、母乳育児を開始すれば生後6カ月の母乳育児率には影響しなかった[17]。その原因として、痛みや哺乳回数の減少による母乳分泌開始遅延や、児が寝入りがちで哺乳開始が遅れることが考えられる[18, 19]。

　この報告の留意点は、「産後早期」が施設退院時または哺乳開始時と定義されていることである。術後の入院期間が通常数日以内の諸外国と比べ、1週間程度の日本では、分娩施設で産褥期ケアを受ける期間が長い分、支援内容が退院後の母乳育児に与える影響が大きいことが推察される。しかし、日本で分娩様式別の母乳率を長期間追跡した報告は少ない。また、生後1カ月時点の母乳率では、差があるというものとないというものとに分かれる[20〜22]。今後、質の高い研究結果が待たれるところではあるが、産褥期の支援が重要なことに疑いはない。

出産前に提供しておくべき情報

　帝王切開術を受けた母親が、術後早期から直接授乳や搾乳を行う目的を明確に知っておくことは、母乳育児のスタートにおいて大きな意味がある。帝王切開術を予定しているかどうかにかかわらず、妊娠中の全ての妊婦に対して帝王切開分娩では産後どんなケアが必要か、なぜそれが必要かを説明しておく。また妊娠中に児の栄養方法について個別に話す機会を設け、母親が帝王切開分娩

表2 帝王切開分娩に関する出産前の情報提供

- 帝王切開術が必要となる主な医学的理由
- 手術について：主に麻酔方法、術創、術後の痛みに関して、その影響も含めて
- 帝王切開術を受けた母親に起こる体や心の変化
- 術中や出産直後に受けられる支援：夫や家族の立ち会い、早期母子接触、母乳育児支援
- 帝王切開術後の母乳育児：分泌開始は遅れるが長期的には変わりがないこと
- 児が入院した場合に母親と児が受けられる治療や支援

だけを理由に母乳育児を諦めることがないよう十分に話し合う[23]。

表2に帝王切開分娩に関して出産前に情報提供するポイントを示す。他人事ではなく、「もしも私が帝王切開術を受けることになったら」という気持ちになってもらい、そうなった場合でも「十分な支援があれば大丈夫だ」と安心してもらえるように心掛ける。

出産後の母乳育児支援

■ 出産直後からの早期母子接触

早期母子接触（以下、SSC）には、母親が児を見つめる、キスをする、抱き締める、ほほ笑む、触る、語り掛けるといった愛着行動が増加する効果があり[24]、母と子との絆を強いものにし、家族の始まりを支える重要な働きがある。帝王切開分娩におけるSSCは母親としての目覚めをもたらすだけでなく、母乳育児を順調にスタートすることで、お産に対する満足度や育児に対する自己効力感を高める効果がある。なお、SSCを実施する際の安全管理や新生児の急変に備えた対策については「第1章 術中 05. 早期母子接触」を参照されたい[25, 26]。

■ 母子同室

産後、母子ともに状態が安定していれば、SSC終了後から母子同室とするのが最も望ましい。医療者が、母親の疲れや痛みへの配慮から一律に母子分離を行うことは、母親からできることを奪い、自己効力感を失わせたり、「普通の出産ができなかった」という喪失感を増幅させる可能性がある。母子同室は

12 母乳育児支援

個々の状況に即して総合的に判断し、術後早期は母親が「母親にしかできないこと」に専念できるように、それ以外のことは家族や医療者が実施するように支援する。

もし児が入院して母子分離となった場合には、面会できるよう早期の離床を促し、産後早期から搾乳できるよう支援する。術後の母親は創部痛や後陣痛で思うようにすぐ動けないため、小まめに訪室し、できるだけ母親自身でできるよう配慮しつつ支援し、母親と児に合った授乳姿勢や搾乳を支援する。また分娩方法にかかわらず、医学的に必要ない限り糖水や人工乳など母乳以外のものを与えない[23]。

■ 初回の直接授乳

帝王切開術後早期の直接授乳には、大きく分けて、有効な吸啜にまで至る場合と、そうでない場合がある。

母親と児がともに元気な場合、可能なら経腟分娩後と同様に直接授乳できるまで、支援者が安全に十分配慮しながら見守って継続的に実施する。当院では、2007年1月から4月に帝王切開術で正期産児を出産した母親29名を対象に産後早期の授乳状況について検討した[27]。初回授乳時間は生後30分以内が15名（52％）、生後30～60分が6名（21％）と、生後1時間以内の初回授乳は7割以上で実施できていた。そして29名中の26名（90％）において、退院時に母乳栄養を実施していた。

もしもSSC実施中に児や母親の一方または両方が寝入りがちであったり、母親の体調が思わしくないなど、安全な直接授乳の実施が困難な場合には、SSCや直接授乳を中止する。このような場合には母親に、その後状態が安定したら必ず直接授乳ができるようになることを伝えて不安の軽減に努め、初回授乳時に支援者が同席して支援することを約束する。

帝王切開術後早期は、母親の移動に助けが必要となるため、母子同室後の初回授乳時にも支援することを全員に伝えておき、スタッフを呼んでもらうようにする。母親や児の移動、ベッドの角度調整、術後に適した授乳姿勢（後述）の実践的な支援を中心に、母親の授乳経験や体調についても聞き取りを行い、母親が「うまく直接授乳できた」と感じるまで繰り返し支援を実施する。

第1章 選択的帝王切開分娩の流れ【術後】

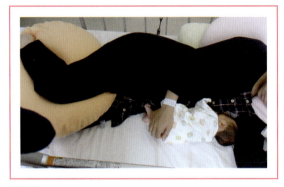

図 添い寝授乳

■ 創部をいたわった授乳姿勢

帝王切開術後の創部疼痛やストレスは母乳産生や射乳反射を阻害するといわれている[26]。痛みの少ない授乳姿勢をとることで、楽に授乳が続けられるだけでなく、母乳分泌の開始や継続を促す効果が期待できる。そのような授乳姿勢には以下のものが挙げられる。

● 添い寝授乳（side-lying position、図）

特に疼痛の強い産後数日に適した方法で、基本的には介助が必要である。

①ベッドを平らにし、ベッド柵は上げておく。枕やタオルを手の届く範囲に多数用意しておく。

②母親がもたれられるように、背中とベッド柵との間に枕や丸めたタオルを入れる。

③お腹の力を抜き、ベッド柵を持ちながら、授乳する側にお腹を向けてゆっくり横になる。

④創部に児が当たっても痛くないよう、畳んだタオルや小さな枕で腹部を保護する。

⑤余計な力を入れずに済むように、両足の間にも小さな枕やクッションを挟む。

⑥背中の枕にもたれ、楽な状態で授乳する。児は介助者に連れて来てもらう。

● リクライニング授乳（laid-back breastfeeding、biological nurturing）

①ベッドを30〜45度の角度にして、頭をクッションや枕にしっかりもたれ掛けさせる。

②母親と児のお腹が向かい合うように児をのせる。その際、創部の真上は避けて、左右どちらかに少しずらしてのせると痛みが少ない。

12 母乳育児支援

③決して児をおっぱいに押し付けず、児が自身の力で吸い付くのを助ける。児が不快な様子を見せたときには、一度外してから再度のせてもよい。

* * *

退院後も引き続きリラックスして快適な授乳が継続できるよう、自宅にあるものをどのように使えば前述の授乳姿勢ができるかについても話し合っておく。例えば、枕やクッション、タオルケット、厚手のタオルなどがあれば、授乳用クッションは不要であることや、授乳を手伝ってくれる人がいないときには必要なものをあらかじめ自身の周りに配置しておくことを伝える。

おわりに

帝王切開術後の母親が、より健康であり、家族とともに児を育てていく上で、「母乳で育てる」ことが健康面においても、また母親として育児を順調にスタートできたと感じる精神面においても重要な意味を持つ。母親の母乳育児に対する考えや想いと現実とにずれが生じることはしばしば経験する。医療者には、親子や家族の状況を冷静に見て支援する第三者としての視点と、いつもそばに寄り添って支え続けようという当事者としての両者の姿勢が求められる。

助産師の対応ポイント！

帝王切開分娩の母親も経腟分娩と同様にSSC・早期授乳・母子同室を行うことが可能である。帝王切開分娩の場合、術後は創部痛・頭痛などがあるため適切な授乳姿勢や育児への支援が必要である。自由に体を動かすことができないため、「赤ちゃんに何もしてあげられない」と感じる母親も少なくない。そのため支援者は身体面と精神面の両方に配慮しながら母乳育児支援を行う。

手術直後から母子同室や授乳を開始するためには、母子の安全・安楽に配慮し、支援者の見守りのもと、添い寝授乳から開始するとよい。添い寝授乳では深く吸着しにくいため、乳頭痛や乳頭亀裂を発症させやすいので注意が必要となる。また座位をとれるようになれば、創部への圧迫や腹圧が掛からないような姿勢での授乳（児を抱いての授乳やリクライニング授乳）を取り入れる。

> 授乳は、母親にしかできない最大の育児であり愛情であることを伝えるように心掛け、医療者が介入し過ぎず、母親に少しでも「できた」と思ってもらえるように術後日数に応じた支援を大切にしている。
>
> （愛仁会高槻病院看護部 MFICU 病棟 助産師　倉知未風亜）

引用・参考文献

1) Nielsen, TF. et al. Postoperative cesarean section morbidity：a prospective study. Am. J. Obstet. Gynecol. 146(8), 1983, 911-6.
2) Bates, SM. et al. Venous thromboembolism, thrombophilia, antithrombotic therapy, and pregnancy：American College of Chest Physicians evidence-based clinical practice guidelines (8th Edition). Chest. 133(6 Suppl), 2008, 844S-86S.
3) Cunningham, FG. et al. "Cesarean delivery and peripartum hysterectomy". Williams Obstetrics. 24th ed. New York, McGraw Hill, 2014, 587.
4) Mohrbacher, N. et al. "Breastfeeding basics". The Breastfeeding Answer Book. 3rd ed. Raleigh, La Leche League International, 2003, 31-2.
5) Olde, E. et al. Posttraumatic stress following childbirth：a review. Clin. Psychol. Rev. 26(1), 2006, 1-16.
6) Andersen, LB. et al. Risk factors for developing post-traumatic stress disorder following childbirth：a systematic review. Acta Obstet. Gynecol. Scand. 91(11), 2012, 1261-72.
7) 塩田利江ほか. 自分らしいお産を引き出す援助：バースプランを用いて. 日本看護学会論文集：母性看護. (35), 2004, 66-8.
8) 渡邊まどかほか. 予定帝王切開術, 緊急帝王切開術を受けた褥婦にバースレビューを実施して. 母性衛生. 50(3), 2009, 171.
9) 小林正子ほか. 助産師による帝切分娩した母親へのバースレビューの実施状況と課題に関する調査. 母性衛生. 57(3), 2016, 205.
10) 山本鳴海ほか. 緊急帝王切開となった母親の看護：バースレビューを活用し, 出産体験の受容へつなげる関わり. 前掲書 8. 206.
11) 和田サヨ子ほか. 出産後の想起（Review）による産婦の妊娠出産過程における情緒の分析：出産時の喪失体験を中心として. 日本看護科学会誌. 6(3), 1986, 11-21.
12) 東野妙子ほか. マニュアルを活用した「出産体験の振り返り」の分析. 聖母女子短期大学紀要. (16), 2003, 13-24.
13) 横手直美ほか. 緊急帝王切開で生児を出産した女性の『母親としての再起』の認知プロセス：産褥 1 週間における主観的体験の質的分析. 母性衛生. 46(3), 2006, 617-24.
14) Holmes, EA. et al. Can playing the computer game "Tetris" reduce the build-up of flashbacks for trauma? A proposal from cognitive science. PLoS One. 4(1), 2009, e4153.
15) Iyadurai, L. et al. Preventing intrusive memories after trauma via a brief intervention involving Tetris computer game play in the emergency department：a proof-of-concept randomized controlled trial. Mol. Psychiatry. 10, 2017, 1038.
16) Horsch, A. et al. Reducing intrusive traumatic memories after emergency caesarean section：a proof-of-principle randomized controlled study. Behav. Res. Ther. 94, 2017, 36-47.
17) Prior, E. et al. Breastfeeding after cesarean delivery：a systematic review and meta-analysis of world literature. Am. J. Clin. Nutr. 95(5), 2012, 1113-35.
18) Chen, DC. et al. Stress during labor and delivery and early lactation performance. Am. J. Clin. Nutr. 68(2), 1998, 335-44.
19) Dewey, KG. et al. Risk factors for suboptimal infant breastfeeding behavior, delayed onset of lactation, and excess neonatal weight loss. Pediatrics. 112(3 Pt 1), 2003, 607-19.
20) 水谷芳江ほか. ハイリスク分娩の増加に伴う母乳育児支援の検討：分娩様式と母乳率から見た過去 3 年間の分析. 日本母乳哺育学会雑誌. 5(suppl), 2011, 78.
21) 久保絢子ほか. BFH を併設した総合周産期母子医療センターにおける母体年齢が母乳率に及ぼす影響についての検討. 母性衛生. 54(3), 2013, 203.
22) 中田真理世ほか. 帝王切開分娩は母乳率を低下させない. 日本周産期・新生児医学会雑誌. 49(2), 2013, 815.
23) UNICEF/WHO. "母乳育児を支援するための具体的な方法（第 6・7・8・9 条）". 赤ちゃんとお母さんにやさしい母乳育児支援ガイド ベーシック・コース：「母乳育児成功のための 10 ヵ条」の実践. BFHI 2009 翻訳編集委員会訳. 東京, 医学書院, 2009, 182-4.
24) Curry, MA. Maternal attachment behavior and the mother's self-concept：the effect of early skin-to-skin contact. Nurs. Res. 31(2), 1982, 73-8.
25) 日本周産期・新生児医学会ほか.「早期母子接触」実施の留意点. 2012. https://www.jspnm.com/sbsv13_8.pdf [2017. 10. 26]
26) 菊池新. 早期母子接触（特集：帝王切開の術後ケア　正しい管理で産婦の不安を和らげる）. ペリネイタルケア. 35(10), 2016, 944-50.
27) 江口さやかほか. MFICU における帝王切開術での生後 30 分以内の初回授乳を試みて. 愛仁会医学研究誌. 40, 2009, 351-2.

【術後】13　1カ月健診時のアセスメント

新潟大学医歯学総合病院総合周産期母子医療センター 助教　生野寿史　はいの かずふみ

はじめに

帝王切開分娩後の1カ月健診時には、経腟分娩後と同様、子宮復古の状態を確認するとともに、子宮筋層切開部および腹壁創部に関する評価が必要となる。同時に帝王切開分娩の受け止め方の確認、次回分娩方法への影響についての情報提供も重要である。

1カ月健診時のポイント

手術創の治癒状態（子宮筋層・腹部）、子宮復古の状態、乳房・乳汁分泌などに加え、産後うつ病の症状がないかなど、母体の精神面を含めたアセスメントを行う。産後うつ病は出産経験女性の約10％に見られるとされており、特に帝王切開分娩は産後うつ病の要因として関連があるとする報告もある[1]。1カ月健診の場は、産後のうつ病の徴候を早期に発見する契機となる可能性がある。

手術創の状態確認

「術後30日以内の創部感染」と定義されている手術部位感染（surgical site infection；SSI）の発生時期に関しては、約7割が術後15日以内に発生したとするサーベイランス報告がある[2]。よって退院後、1週間程度は創部の状態に変化がないか、特に注意するように指導することが望ましい。

帝王切開術後の経腟超音波断層法において、子宮筋層切開部周囲に陥凹（かんおう）を伴った切痕形成（菲薄化）を認める症例をまれに経験する（図）。縫合部付近の血腫形成などが影響し、正常な創傷治癒が得られていないために発生する可能性が指摘されているが、次回妊娠時にも同様の所見が残存していた場合、分娩方法の選択へ大きく影響するため、1カ月健診時での子宮筋層切開部の評価は重要である。

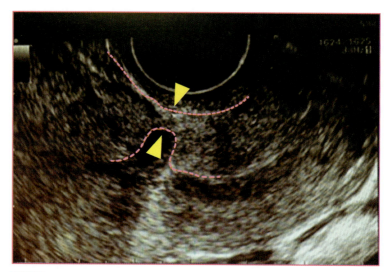

図 経腟超音波断層法にて陥凹を伴う子宮筋層菲薄化を認める（帝王切開分娩既往1回の症例）

次回の妊娠・分娩方法へ向けての情報提供

　帝王切開分娩既往妊婦において経腟分娩を試行することを TOLAC（trial of labor after cesarean delivery）といい、TOLAC を行い、経腟分娩に成功した場合を VBAC（vaginal birth after cesarean delivery）という。TOLAC を行った場合の最も懸念されるリスクは、子宮破裂である。既往子宮手術がない場合の子宮破裂の頻度は 0.005％（2 万分娩に 1 例）と極めてまれであるのに対し、帝王切開分娩既往妊婦での子宮破裂頻度は 0.3％とされる[3]。また極めて低い頻度ではあるが、TOLAC は選択的帝王切開術に比べて母体死亡率が有意に低い（0.004％ vs. 0.013％）とする報告[3]がなされており、加えてさまざまな母児合併症を回避できるという利点がある。

　すぐに次子の妊娠を考えていない場合もあるが、経過良好な女性は産科を受診する最後の機会となる可能性が高いため、1 カ月健診受診の際、次回の妊娠に向けての情報提供を行う。

■TOLAC を選択できる場合

　『産婦人科診療ガイドライン：産科編 2017』に記載されている TOLAC 選択

13 1カ月健診時のアセスメント

の要約を下記に示す[4]。
・児頭骨盤不均衡がないと判断される。
・緊急帝王切開術、および子宮破裂に対する緊急手術が可能である。
・既往帝王切開分娩数が1回である。
・既往帝王切開術式が子宮下節横切開で術後経過が良好であった。
・子宮体部筋層まで達する手術既往あるいは子宮破裂の既往がない。

　上記全てを満たす場合にTOLAC選択可となっている。分娩の多くが一次医療施設で取り扱われているわが国では、緊急時の対応が迅速に行える施設は限られており、次回分娩施設の環境によってもTOLAC選択の可否が左右される。反復帝王切開術、TOLACいずれの場合もリスクがあることを十分に説明した上で分娩方針を決定することが望まれる。

　帝王切開分娩率は、わが国を含めて世界的にも増加傾向にあるため、近年のACOG（米国産婦人科学会）Practice bulletin[5]では、「子宮下節横切開による2回の帝王切開分娩既往妊婦」や「双胎妊娠」においてもTOLAC可能との記載になっている。

次回妊娠までの期間

　MRIを用いた解析により、子宮筋層が治癒するには、少なくとも6カ月程度かかることが示唆されている[6]。次回妊娠までの期間については、帝王切開分娩後6カ月以内の妊娠では、6カ月以上の妊娠に比べて子宮破裂頻度が3倍であったとする報告がある[7]。一方、同報告では、帝王切開分娩後6～18カ月の妊娠と5年以上経過した妊娠とでは有意な差はなかったとしている。よって、妊娠期間短縮に伴う早産リスク上昇との関連および高年妊娠の増加とを考慮すると、次回妊娠までの期間は、「1年間は空ける」と指導するのが妥当であると考えられる。

助産師の対応ポイント！

褥婦に合わせた個別の対応

1カ月健診時には、授乳・乳房の状態、育児環境、母親の精神的・肉体的疲労状態、子宮復古、創部の状態など総合的なアセスメントを要する。地域へ情報提供を行ったケース、児がNICUに入院しているケース、死産および新生児死亡後などは個別の対応を行う。

創部の観察

自己免疫疾患、糖代謝異常、肥満などの母体合併症を有している褥婦は、創傷治癒過程が遅れる場合があるため、発赤・腫脹・疼痛の有無などの創部トラブルがないか注意深い観察が必要である。当院では、肥厚性瘢痕の予防を目的として創部に紙絆創膏を貼付するように入院中より指導しているため、正しく継続されているか、また創部離解やテーピングによるスキントラブルがないかどうかなど、創部の確認と同時に再指導を行っている。

分娩の受け止め方の確認

これまでの報告においては、「分娩時の医療介入を受けた母親の方が受けない母親よりも主観的評価が低い」[8]「高年出産で出産経験に満足していない母親は、そうでない母親に比べて産後1カ月の母親役割の自信と負の関連を示す」[9] などの報告があり、特に緊急帝王切開術が必要だったケースについては、分娩に関わった助産師が思いを共有し、1カ月健診時にもフォローを行うことが重要である。

（新潟大学医歯学総合病院看護部助産師　藤田沙緒里）

経腟分娩とはここが違う！

帝王切開術を受けた褥婦は、産褥経過が通常の経過から逸脱していることが少なくない。故に体力の回復や母乳分泌が遅延することがあり、褥婦が焦燥感を抱かないような関わりを意識することが重要となる。また退院後も、母乳育児支援外来などでフォローアップを図り、必要時は地域と連携しながらの継続的なケアが望まれる。

13　1カ月健診時のアセスメント

引用・参考文献

1) 吉田敬子. "産後うつ病". 母子と家族への援助：妊娠と出産の精神医学. 東京, 金剛出版, 2000, 61-70.
2) Lima, JL. et al. Surveillance of surgical site infection after cesarean section and time of notification. Am. J. Infect. Control. 44(3), 2016, 273-7.
3) Guise, JM. et al. Vaginal birth after cesarean：new insights on maternal and neonatal outcomes. Obstet. Gynecol. 115(6), 2010, 1267-78.
4) 日本産科婦人科学会／日本産婦人科医会. "CQ403 帝王切開既往妊婦が経腟分娩（TOLAC, trial of labor after cesarean delivery）を希望した場合は？". 産婦人科診療ガイドライン：産科編 2017. 東京, 日本産科婦人科学会, 2017, 250-3.
5) ACOG. ACOG Practice bulletin no. 115：vaginal birth after previous cesarean delivery. Obstet. Gynecol. 116(2 Pt 1), 2010, 450-63.
6) Dicle, O. et al. Magnetic resonance imaging evaluation of incision healing after cesarean sections. Eur. Radiol. 7(1), 1997, 31-4.
7) Stamilio, DM. et al. Short interpregnancy interval：risk of uterine rupture and complications of vaginal birth after cesarean delivery. Obstet. Gynecol. 110(5), 2007, 1075-82.
8) 乾つぶらほか. 分娩の主観的評価に影響を与える要因. 母性衛生. 56(2), 2015, 399-406.
9) 前原邦江ほか. 出産施設を退院後から産後1か月までに母親役割の自信が高まる要因：高年初産婦と34歳以下初産婦を比較して. 母性衛生. 56(2), 2015, 264-72.

Memo

【新生児のケア】

01 帝王切開分娩で生まれた児のアセスメントとケア

愛仁会高槻病院総合周産期母子医療センター新生児小児科 医長　**菊池　新**　きくち しん

はじめに

　帝王切開術の適応は実にさまざまであり、緊急度も異なる。本書でもあらゆる適応の帝王切開分娩を取り扱っており、本項においてもいろいろな状況下での帝王切開分娩を想定して、生まれた新生児を見る上で必要となる知識や最新の知見について整理する。

分娩前の情報収集

　分娩前の情報収集の最大の目的は、生まれた児に最も適切かつ十分な蘇生が行われることである。事前の情報から予想される最も悪い状態を考慮して、必要な蘇生用物品は何か、通常の物品以外に必要なものがないかをすぐに考え、十分な準備の上で蘇生に臨む。日本版新生児蘇生法（neonatal cardiopulmonary resuscitation；NCPR）でも紹介されているように、出生時に約10％の新生児で呼吸循環動態の移行が順調に進まず、吸引や刺激などの蘇生が必要となり、さらに約2％の新生児では気管挿管、0.1％の新生児では胸骨圧迫、薬物治療などの処置が必要で、適切な蘇生がなされなければ死亡または重篤な障害が残るということを忘れてはならない[1,2]。

　表1に最低限必要と考えられる産科情報を列挙した。中でも妊娠週数や手

表1 帝王切開分娩時に最低限必要となる主な産科情報

- 妊娠週数　・推定体重　・帝王切開術の適応
- 羊水量　・胎児機能不全の有無＊（CTG所見）　・胎児異常の有無＊（胎児画像や染色体検査の結果）
- 母体合併症・感染症＊　・全身麻酔の有無＊

＊不明または未検の場合には「あり」と考えて準備する

01 帝王切開分娩で生まれた児のアセスメントとケア

表2 新生児蘇生に必要な設備や物品

設 備	モニター機器	一般蘇生用物品	挿管用物品
・酸素配管 ・酸素ボンベ ・圧縮空気 ・流量計・ブレンダー ・吸引配管・吸引器 ・蘇生台 ・ラジアントウォーマ	・パルスオキシメータ ・心電図モニター ・呼気 CO_2 検出器 ・マノメータ	・バッグ（自己膨張式・流量膨張式） ・マスク ・聴診器 ・タオル ・エアウェイ ・手袋	・気管チューブ ・喉頭鏡 ・直型ブレード（スタイレット） ・固定テープ ・人工肺サーファクタント

（文献3より一部引用改変）

術適応、胎児機能不全の有無は、気管挿管やNICU/GCU入院の必要性、また小児科医の立ち会いを要請するかどうかの判断において特に重要となる。

蘇生用物品や手術室の準備

産科情報から児の状態を想定し、手術室に表2の蘇生用物品を含んだ必要物品を準備する。普段から準備してある場合でも、最低1日1回は点検を行う。特に早産や全身麻酔例、胎児機能不全例では必ず気管挿管用の物品を、加えて在胎33週以下の場合には人工肺サーファクタントも用意する。

小児科医が分娩に立ち会う基準は施設の状況や治療方針に則して決めておき、スタッフに周知し、分娩室に掲示しておくとよい。表3に当院における小児科医立ち会い基準を示す。なお英国のNICE（National Institute for Health and Care Excellence）の臨床ガイドラインでは、「全身麻酔または胎児機能不全の場合、適切な新生児蘇生の訓練を受けた医師が立ち会うこと」を推奨している（推奨グレードC）[4]。

出生時の観察およびアセスメント

帝王切開分娩で生まれた新生児に関して特に注意すべき点を手術適応や背景に分けて述べる。

表3 小児科医の立ち会い基準（愛仁会高槻病院）

- 在胎 36 週未満
- 推定体重 2,200g 未満
- 多胎
- 胎児機能不全（NRFS）
- そのほか、産科医・助産師が必要と判断した場合

NRFS：non-reassuring fetal status

■ 早産児

　肺の未熟性によって肺サーファクタントが欠乏し、呼吸窮迫症候群（respiratory distress syndrome；RDS）を生じる可能性があり、在胎33週以下では特に注意が必要である。しかし子宮内感染や子宮収縮、低酸素などによるストレスが胎児のカテコラミン、副腎皮質ホルモン（ステロイド）の産生を刺激し、肺の成熟が促進されるため、在胎33週以下の全例でRDSを発症するわけではない。一方で陣痛発来前や子宮内感染のない帝王切開術例ではRDS発症に注意が必要である。

　なお、切迫早産妊婦へのステロイド薬の投与は胎児肺の成熟を促進し、中等度・重症RDSを減少させる効果がシステマティックレビューで示されており[5]、『産婦人科診療ガイドライン：産科編2017』では妊娠24週以降34週未満での早産が1週以内に予想される場合、ベタメタゾン12mgを24時間ごと、計2回筋肉内投与することが推奨されている（推奨レベルB）[6]。

■ 陣痛発来のない正期産児

　経腟分娩では産道通過により胎児の胸部が圧迫され、物理的な肺水排泄につながると考えられ、帝王切開分娩は肺水吸収遅延の一因となり、新生児一過性多呼吸（transient tachypnea of the newborn；TTN）が発生しやすい。また、肺水吸収に重要な働きを持つカテコラミンや糖質コルチコイドは、陣痛発来によって産生が促進され、経腟分娩例の方が帝王切開分娩例に比べて多く分泌されることが分かっている[7]。

　TTNの多くは酸素投与や経鼻的持続腸圧呼吸（Nasal CPAP）により数日で軽快するが、重症例では血漿成分が肺胞内に漏出し2次的な肺サーファクタ

01 帝王切開分娩で生まれた児のアセスメントとケア

ント欠乏を生じ、人工呼吸管理や人工肺サーファクタントの補充が必要になる場合がある。そのため、呻吟・陥没呼吸が続く症例では、早めに NICU のある医療機関に相談し新生児搬送することが望ましい。

■ 胎児機能不全例

正期産、早産を問わず、分娩に間に合わなくとも小児科医の立ち会いを要請する。新生児蘇生は分娩方法に関係なく図 [8,9] に示した NCPR アルゴリズムに沿って実施する。

正期産児や過期産児では、しばしば胎便吸引症候群（meconium aspiration syndrome；MAS）を発症する。NCPR 2010 以降では、羊水の胎便混濁があり活気のない児に対して、ルチーンに気管吸引を行う必要はなくなった。これまでに気管吸引実施の有無を比較した研究がないためだが、禁忌ではないため、気管挿管に熟達した術者が立ち会っていれば気管挿管して気管吸引を実施してもよい [10]。なお、分娩中の口咽頭・鼻咽頭吸引は MAS の予防効果がないだけでなく、呼吸循環系の合併症を発生させる可能性があるため推奨されていない [10]。

■ 母体全身麻酔例

通常、帝王切開術では、脊髄くも膜下麻酔や硬膜外麻酔といった区域麻酔を選択するが、大量出血などの超緊急帝王切開術（グレード A）、血液凝固異常や脊椎疾患合併例では全身麻酔が選択される。その場合、吸入麻酔薬が胎盤を通過して胎児に移行するため、出生時に自発呼吸が抑制される sleeping baby となる可能性がある。自発呼吸が乏しい場合にはマスク換気を行い、十分な自発呼吸が出現するまで呼吸補助を行う。もし長引く場合には気管挿管して NICU で入院管理する。

上記を含む主な観察と評価のポイントをまとめたものを表 4 に示す。

出生後のケア

■ 体温管理

体温は熱産生と熱喪失とのバランスで成り立っている。成人は寒さに対し震えにより熱産生を増やし体温を維持する働きがあるが、新生児ではほとんど見られない。新生児ではそれに代わって、褐色脂肪細胞の分解による熱産生が体

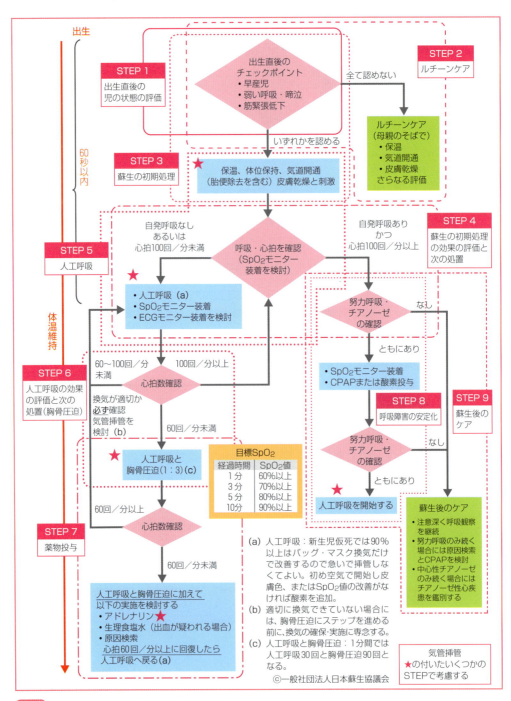

図 新生児蘇生法アルゴリズム2015
(一般社団法人日本蘇生協議会監修."新生児の蘇生".JRCガイドライン2015.東京,医学書院,2016,247.より改変)

01 帝王切開分娩で生まれた児のアセスメントとケア

表4 帝王切開分娩で生まれた新生児の観察と評価のポイント

- 自発呼吸の有無：特に全身麻酔の場合。
- 呼吸障害の有無：多呼吸、鼻翼呼吸、陥没呼吸、呻吟。出生直後は問題なくても生後15～30分たって出現する場合があり、注意が必要。
- 臍帯・胎盤異常の有無：新生児仮死やSGAの原因検索の上で重要。
- 身体計測値：特にSGA児、低出生体重児、巨大児では低血糖に注意が必要。

SGA児：small for gestational age（妊娠期間に比して小さい児）

温の恒常性に寄与していると考えられている[11]。

帝王切開分娩児の体温は経腟分娩児に比べて有意に低いという観察研究結果があり[12,13]、出生後の体温には十分な注意が必要である。WHOや2015年版NCPRでの目標体温はともに、中心体温で36.5～37.5℃とされており、分娩室での体温測定を行うかどうかは施設に任されているが、新生児室やNICU/GCU入室時には体温測定と記録が推奨されている[14]。ラジアントウォーマを使用する場合、ヒーターの設定によって表面が何℃になるかを事前に計測し明示しておくと役に立つ。また、児が分娩室にとどまり、何らかの理由で早期母子接触ができない場合、適宜検温を行い低体温や高体温とならないように管理する。

早産児は正期産児よりも脂肪組織が少なく[15,16]、また体重当たりの体表面積も大きい。さらに褐色脂肪細胞は妊娠26週以降から分化し増殖するため、在胎期間が短ければ組織での熱産生能は低い[17]。そのため、正期産児と比べて熱が奪われやすく、体温維持がより難しい。在胎32週未満の早産児に対しては、出生後清拭による皮膚乾燥をせずに、直接ポリエチレンラップやバッグに収容することで体温低下を予防できることが複数の研究で示されており、推奨されている[18～20]。また、NCPRでは在胎週数ごとに分けて表5の環境設定が明記されている[21]。

■ 早期母子接触

WHO/UNICEFは体重や在胎週数、臨床経過に関係なく全ての新生児に対して早期母子接触（early skin-to-skin contact、以下SSC）を推奨している[22]。その意義を明確に示したSSCに関するコクラン・システマティックレビュー

表5 早産児の蘇生時環境設定

在胎28週未満の早産児	在胎28〜32週未満
・分娩環境の室温は26℃以上	・分娩環境の室温は23〜25℃
・ラジアントウォーマを使用	・ラジアントウォーマを使用
・プラスチックバッグで全身を包む	・ブランケット、プラスチックラップ、温熱マットレスなどを組み合わせる

（文献21を参考に作成）

表6 早期母子接触の利点と意義

- 母乳育児の促進[23, 24]：生後1〜4カ月の母乳育児率上昇、母乳育児期間の延長
- 児の低血糖予防[23, 24]：生後75〜90分の血糖値上昇
- 児の体温安定[25]
- 児の啼泣減少[24]
- 後期早産児の呼吸循環安定化[23, 24]
- 母子の愛着形成促進[24]

がある[23]。それによれば健康な正期産新生児を主な対象としており、38のランダム化比較試験（RCT）のうち8つが帝王切開分娩を対象としていた。SSCは生後1〜4カ月の母乳育児率上昇（14試験887例）、母乳育児期間の延長（中央値40日、6試験264例）、初回授乳の成功率上昇（5試験575例）、そして児の血糖値の上昇（3試験144例）と関連があるとされた（表6）。

なおSSCを実施する上では、実施や中止基準、医療者の観察体制、児の急変に備えた準備と急変時対応を含んだ詳細な実施要項を、十分な話し合いを行って策定し、母と子の安全がないがしろにされないよう注意が必要である[26, 27]。

■母乳育児

帝王切開術による母乳育児への影響に関する研究には、影響があるとするもの、ないとするものがあり、明確な結論は出ていない。母乳育児の実践は分娩様式にかかわらず、母親と子の双方にとって、さまざまな恩恵があり、特に帝王切開術を受けた母親が心身ともに回復する過程の母乳育児は、十分な支援が必要となるが、母親の健康増進に寄与する点においても重要である。早期母子接触に引き続き、母乳育児の支援は不可欠であり、母親と子の状況に応じて適

01 帝王切開分娩で生まれた児のアセスメントとケア

切な支援を行う。詳しくは「第1章 術後 12. 母乳育児支援」を参照いただきたい。

■ 母親の心を支える

　選択的あるいは緊急帝王切開術にかかわらず、帝王切開術を受けた母親は自分自身や児に対して、自ら思ってもいなかった感情を抱くことがある。悲嘆、苦痛、不安、罪悪感や自責の念、時には怒りを感じる。誰かに言われていなくても「普通に産めなかった」という気持ちを持ったり、中には近しい家族から「楽に出産できて良かったね」というような心無い言葉を掛けられたという経験談もよく耳にする。

　以前放映された周産期が題材のテレビドラマで、帝王切開術を受けた自然分娩にこだわる母親が「帝王切開分娩も立派なお産」と言われて救われたシーンも印象深い。術後の母親に寄り添い、その気持ちをありのままに受け止め、そしてその出産経験を乗り越えて自分自身や育児に自信を持つことができるよう、産褥期はもちろん妊娠中から支援するスキルを磨く必要がある。

　現状では帝王切開術を受けた母親のピアサポートに関する報告はないが、分娩施設によっては母親グループや産後ケアを通して帝王切開術を受けた母親を支援する取り組みも行われている。帝王切開術を受ける、または受けた母親のための読本も出版されており[28]、こうしたさまざまな方法で心を支えることが大切である。

おわりに

　帝王切開術後の母親がいかに自信を持って育児できるかは、周術期の医療やケアはもちろんのこと、帝王切開術の前後でどのようなことが予想されるかを妊娠中から説明し、多少の困難があっても「乗り越えられた」と受け止められるよう、産前から産後を通して適切に継続的に支援することにかかっている。

引用・参考文献

1) Perlman, JM. et al. Cardiopulmonary resuscitation in the delivery room. Associated clinical events. Arch. Pediatr. Adolesc. Med. 149(1), 1995, 20-5.
2) Barber, CA. et al. Use and efficacy of endotracheal versus intravenous epinephrine during neonatal cardiopulmonary resuscitation in the delivery room. Pediatrics. 118(3), 2006, 1028-34.
3) 草川功. "気管挿管". 日本版救急蘇生ガイドライン2015に基づく新生児蘇生法テキスト. 第3版. 細野茂春監修. 東京, メジカルビュー社, 2016, 100.
4) National Institute for Health and Care Excellence. Caesarean section. Clinical guideline. 2011.
https://www.nice.org.uk/guidance/cg132/resources/caesareansection-pdf-35109507009733 ［2017. 10. 26］
5) Roberts, D. et al. Antenatal corticosteroids for accelerating fetal lung maturation for women at risk of preterm birth. Cochrane Database Syst. Rev. (3), 2017, CD004454.
6) 日本産科婦人科学会／日本産婦人科医会. "CQ302 切迫早産の診断と管理の注意点は？". 産婦人科診療ガイドライン：産科編 2017. 東京, 日本産科婦人科学会, 2017, 152-7.
7) Faxelius, G. et al. Catecholamine surge and lung function after delivery. Arch. Dis. Child. 58(4), 1983, 262-6.
8) 日本蘇生協議会監修. "新生児の蘇生". JRC蘇生ガイドライン2015. 東京, 医学書院, 2016, 247.
9) 日本蘇生協議会監修. 前掲書8. 8.
10) 白井憲司ほか. "蘇生の初期処置". 前掲書3. 53.
11) Morrison, SF. et al. Central control of thermogenesis in mammals. Exp. Physiol. 93(7), 2008, 773-97.
12) Larue, F. et al. Temperature monitoring during epidural anesthesia for cesarean delivery. Reg. Anesth. 16(6), 1991, 322-4.
13) Christensson, K. et al. Lower body temperatures in infants delivered by caesarean section than in vaginally delivered infants. Acta Paediatr. 82(2), 1993, 128-31.
14) 柴崎淳. "蘇生後のケア". 前掲書3. 90.
15) Uthaya, S. et al. Adipose tissue magnetic resonance imaging in the newborn. Horm. Res. 62(Suppl 2), 2004, 143-8.
16) Uthaya, S. et al. Altered adiposity after extremely preterm birth. Pediatr. Res. 57(2), 2005, 211-5.
17) Blackburn, S. et al. "Thermoregulation". Maternal, Fetal and Neonatal Physiology：a Clinical Perspective. Philadelphia, Saunders, 1992, 677-97.
18) Vohra, S. et al. Effect of polyethylene occlusive skin wrapping on heat loss in very low birth weight infants at delivery：a randomized trial. J. Pediatr. 134(5), 1999, 547-51.
19) Vohra, S. et al. Heat Loss Prevention（HeLP）in the delivery room：a randomized controlled trial of polyethylene occlusive skin wrapping in very preterm infants. J. Pediatr. 145(6), 2004, 750-3.
20) Cramer, K. et al. Heat loss prevention：a systematic review of occlusive skin wrap for premature neonates. J. Perinatol. 25(12), 2005, 763-9.
21) 細野茂春. "早産児の蘇生". 前掲書3. 111.
22) UNICEF et al. Baby-Friendly Hospital Initiative：revised, updated and expanded for integrated care. 2009.
https://www.unicef.org/nutrition/files/BFHI_2009_s1.pdf ［2017. 10. 26］
23) Moore, ER. et al. Early skin-to-skin contact for mothers and their healthy newborn infants. Cochrane Database Syst. Rev. (11), 2016, CD003519.
24) Moore, ER. et al. Early skin-to-skin contact for mothers and their healthy newborn infants. Cochrane Database Syst. Rev. (3), 2007, CD003519.
25) Chwo, MJ. et al. A randomized controlled trial of early kangaroo care for preterm infants：effects on temperature, weight, behavior, and acuity. J. Nurs. Res. 10(2), 2002, 129-42.
26) 日本周産期・新生児医学会ほか.「早期母子接触」実施の留意点. 2012.
https://www.jspnm.com/sbsv13_8.pdf ［2017. 10. 26］
27) 菊池新. 早期母子接触（特集：帝王切開の術後ケア　正しい管理で産婦の不安を和らげる）. ペリネイタルケア. 35(10), 2016, 944-50.
28) 竹内正人ほか編. ママのための帝王切開の本：産前・産後のすべてがわかる安心ガイド. 東京, 中央法規出版, 2017, 288p.

【新生児のケア】

02 帝王切開分娩で生まれた児に起こりやすい合併症

名古屋第二赤十字病院小児科第一新生児科 部長・
総合周産期母子医療センター 副センター長　**田中太平** たなか たいへい

第1章　選択的帝王切開分娩の流れ【新生児のケア】

はじめに

　帝王切開分娩は経腟分娩に比べると、産道の通過障害というリスクを避けることはできるが、呼吸障害を来すリスクを秘めている。無呼吸や呼吸障害を認めるときには、皮膚刺激、必要に応じて酸素投与、マスクCPAP（continuous positive airway pressure：持続的気道陽圧）、バギング、さらには気管挿管、サーファクタントなどの薬剤投与を必要とする場合も多い。在胎週数だけでなく、陣痛の有無、麻酔薬による影響、母体の喘息の既往も、児の呼吸障害の程度に影響してくる。

　ここでは、帝王切開分娩で生まれた児に起こりやすい病態について、観察ポイントを明示しながら、出生後の流れに沿って実践的に解説していきたい。

帝王切開術直後の肺の状態を五感で推測する

　胎児期の肺は安静呼気位の状態で発育するが、肺は肺液で満たされ、子宮内であえぎ様呼吸（gasping）をしない限り羊水は肺の中には入ってこない。陣痛がついていない状態での選択的（予定）帝王切開術では、約18〜25mL/kgの肺液をほんの数分間で吸収しなければならない[1]。これを体重換算で成人に置き換えてみると、1,000〜1,300mLの液体をたった数分間で吸収していることになる。1,000mLの液体を5分で吸収すると仮定すれば12,000mL/時間の吸収速度になるので、計算してみると、あらためてそのすごさを実感できる。

　選択的帝王切開術に立ち会うと、出生直後の児の口の中が液体で溢れかえっている状態に遭遇することが多い。口腔吸引を行っても、いつの間にか液体が口腔内に貯留していることもよく見かける。この液体の多くは羊水ではなく、

呼気（啼泣）とともに肺から口元まで上がってきた肺液と考えられる。

　数回啼泣した後に口腔内に貯留してくる液体は多くの泡を含むようになり、気管挿管時に泡が邪魔して声帯が見えにくくなる場合もある。羊水だけではこれほど泡立たないため、この泡は肺胞から気管に至るまでに、呼吸によって空気と肺液とが撹拌（かくはん）されてできたものと考えられる[1]。つまり、口腔内の泡の状態を意識すれば、肺液にサーファクタントが多く含まれているか否かを視覚的に推測することができる。

　出生直後は「ガラガラ」と、うがい状態の湿った啼泣であっても、「オギャー、オギャー」と急速に乾いた啼泣へと変化していく。乾いた泣き声になれば、「バリバリ」「ブツブツ」といった肺雑音もかなり改善しているはずで、泣き声の質感の変化を意識すれば、肺液の残存状態を推測し、聴診する前から呼吸音を類推するのにも役立つ。

　口元まで上がってきた肺液を嚥下しながら児は啼泣するが、時に口の中に上がってきた肺液を再度吸い込んだり、残存している肺液を喀出するために咳き込むこともある。ただし、出生直後は咳反射が抑制されているせいか、分泌物が気道に貯留していても咳をする頻度は少ない。

　鼻腔吸引による機械的な粘膜刺激を受けると、三叉神経反射を介して咳嗽を誘発することができるが、咳をする直前の息ごらえによって肺を拡張させ、咳をすることで残った肺液の喀出を促すこともできる[2]。この咳も湿性咳嗽（ゴホッゴホッ）から乾性咳嗽（コンコン）へと変化していくが、咳の水っぽさを意識すれば、これも肺液の残存状態を推測するのには役立つ。

　肺液の残存量がまだ多いときには、胸郭に手を当てると（呼吸を促すために背中をこすり上げたときも含む）肺雑音をゼコゼコした振動音として触知することもできる。啼泣と咳嗽の質的変化を聴覚で、振動を触覚として意識的に感じ取るなど、五感を利用すれば、呼吸音を聴診する前から肺液の残存量や呼吸音の性状をある程度推測しながらケアを行うことができる[3]。肺液を咳として喀出したり、それを嚥下しながら、残存した肺液が肺胞で吸収されると呼吸状態は徐々に落ち着き、呼吸音も清明となっていく。

02 帝王切開分娩で生まれた児に起こりやすい合併症

出生後の呼吸の適応〜肺液の吸収システム

　陣痛の発来とともにカテコラミンが上昇するため、肺液の産生は抑制、吸収が促進され、分娩の進行とともに肺液の9割は吸収される[1]。残り1割の肺液も、産道を通過するときに胸郭が圧迫されて口から排出されるため、経腟分娩では肺液残存による呼吸障害のリスクは低くなる。一方、帝王切開分娩では肺液が残存した状態で出生するため、出生後の適応不全として呼吸障害が起こりやすい。

　肺液吸収にはカテコラミンだけでなく、陣痛に伴うストレスによって上昇するステロイド（副腎皮質）ホルモンや甲状腺ホルモン、呼吸運動そのものも肺液吸収を促進させる。肺液の吸収は肺胞上皮の epithelial Na^+ channel（ENaC：上皮性ナトリウムチャネル）が担っているが、肺液が肺胞から肺間質へと吸収されていくためには、組織の浸透圧バランスやステロイドによって発現がより強く誘導されるアクアポリン（aquaporin；AQP）という水チャネルも関与している。気管支喘息ではENaCの活性が遺伝的に低い場合があり、母体に喘息の既往歴があると、出生した児も肺液吸収遅延による新生児一過性多呼吸（transient tachypnea of the newborn；TTN）のリスクが高くなるため、喘息の家族歴や母体の既往歴にも注意を払う必要がある[4]。

帝王切開術直後の呼吸状態を評価し、その後を予測する

　1回換気量の減少を多呼吸でカバーできなければ、気道抵抗を減らすために鼻孔を広げる鼻翼呼吸が出現し、肺胞の虚脱が出始めると呼気時に声門を締めて呼気抵抗を高め、「ウーウー」と呼気時にうなる呻吟も認められるようになる。呼吸補助筋の助けを必要とする場合には、肋間だけでなく、胸骨や心窩部の陥没呼吸が目立つようになり、さらに呼吸障害が強くなると胸部と腹部との膨らみの位相が逆転するシーソー様呼吸となってくるため、時間とともに大きく変化する呼吸障害の程度を正しく評価する必要がある。

　帝王切開術直後の呼吸障害は、成熟児であれば肺液の残存によるTTN、早産児であればTTNかサーファクタントの分泌不全による呼吸窮迫症候群

(respiratory distress syndrome；RDS）が最も疑われるが、先天性肺炎や呼吸器系の奇形など、ほかの疾病による呼吸障害も鑑別として考えておかなければならない。自発呼吸だけでも気胸になることはあるが、マスクCPAPやバギングのような陽圧換気が行われると気胸のリスクは高くなる。陽圧換気を持続的に必要とするときには、時々聴診を行って、肺雑音の有無、呼吸音の性状、左右差にも注意を払う。肺が拡張するにつれて、呼吸音は粗く硬い音から急速に柔らかく広がるような音に変化していくが、呼吸音の性状や呼吸障害の変化を把握し評価することで、呼吸障害が悪化するのか軽快するのかなど、その後の呼吸状態の推移を予測するのに役立つ。

NICU入院後に気を付けるポイント

　肺液の残存量が多く、挿管を必要とするようなTTNであっても、順調な経過をたどるときには、時間とともに気管吸引物の量は急速に減少し、呼吸状態も落ち着いてくる。逆に、白色もしくは透明な気管吸引物の量が時間とともに増加していくときには要注意のサインと考えられ、すぐには抜管できないことも多い。呼吸障害の遷延によって肺胞上皮が障害を受ければ、肺胞から血漿成分が漏れ出すため、気管吸引物は白色から次第にサラサラした淡黄色を帯び始め（出血性肺浮腫）、さらに悪化すれば血液混じりの気管吸引物となってくる（肺出血）。挿管中は呼吸状態の観察だけでなく、気管吸引物の量、色調、粘稠性の観察も病態把握にとっては重要と考えられる。非挿管時は呼吸数だけでなく、陥没呼吸やその変化にも注意を払いながらケアに当たる。

　呼吸障害を認めるときには腹臥位管理とする場合もよくあるが、胸骨がへこむような陥没呼吸の有無が確認できないので、腹臥位管理のときには側胸部の肋間の陥没に留意しなければならない。腹臥位から仰臥位に戻すと予想以上に陥没呼吸が目立っているということもよくあるが、陥没呼吸があるときには気胸に注意しながら積極的に陽圧を掛けて悪循環に陥ることを避けた方がよい。陥没呼吸が悪化すると、多呼吸だった呼吸回数が逆に減ってくることもあるため、呼吸数が減ったとしても陥没呼吸が悪化したときには、呼吸状態が悪化したと考えてワンステップ上の治療が必要となる。

02 帝王切開分娩で生まれた児に起こりやすい合併症

表 選択的帝王切開術で出生した児の在胎週数別の合併症

	37週 n=834	38週 n=3,909	39週 n=6,512	40週 n=1,385	41週 n=505	42週 n=113
呼吸窮迫症候群* (RDS)	3.70%	1.90%	0.90%	0.90%	0.80%	1.80%
新生児一過性 多呼吸*（TTN）	4.80%	3.90%	2.70%	2.50%	4.80%	6.20%
治療を要する 新生児低血糖*	2.40%	0.90%	0.70%	0.80%	1.60%	1.80%
人工呼吸器の使用* （＜24時間）	1.90%	0.90%	0.40%	0.40%	0.40%	0%

*$p<0.001$

（文献6より引用改変）

正期産とは何か？～選択的帝王切開術を行う最適な時期は

　陣痛のついていない選択的帝王切開術では、肺液がほぼ残存した状態で出生となるため TTN を発症しやすいが、陣痛がついた状態での選択的帝王切開術は、ある程度肺液が吸収されるため、在胎 38 週以後では差がないが、より未熟な在胎 37 週での呼吸障害の頻度は半分に減ると報告されている[5]。逆に、妊娠高血圧症候群や胎児発育不全の帝王切開術では、子宮内で児にストレスが掛かっているため、帝王切開術でも呼吸障害を合併するリスクは低くなる。

　在胎 39 週未満では呼吸障害の発症頻度が高くなるため[6]、米国産婦人科学会では正期産の定義を、早期正期産（37～38 週：early term）、満期正期産（39～40 週：full term）、後期正期産（41 週：late term）と分類し、2013 年に選択的帝王切開術を 39 週以後の満期正期産で行うように勧告している[7]。

　在胎週数別に見ると、RDS、TTN、治療を要する新生児低血糖、生後 24 時間までに人工呼吸器を使用する頻度において、いずれも 39 週から 40 週が最も児の合併症の頻度が低い（表）。

　一方、日本では緊急帝王切開術となるリスクを避けるため、在胎 37～38 週で選択的帝王切開術を実施している施設が多く、今後の検討が望まれる。

母体への薬剤投与が出生後の新生児に及ぼす影響

　帝王切開術は局所麻酔（硬膜外麻酔、脊髄くも膜下麻酔）または全身麻酔（吸入麻酔、静脈麻酔）で行われる。局所麻酔では児への薬剤移行を心配する必要が少なく、交感神経遮断によって子宮胎盤血流も改善することが利点とされているが、麻酔によって仰臥位低血圧症候群が助長され、母体が重度の低血圧に陥ることもある。この予防のため子宮左方転位を行い、術前には人工膠質液の輸液も行われるが、母体の収縮期血圧が80mmHg以下になると急速に子宮血流量が減少する。2分以内の低血圧ならば児への影響はほとんどないが、3分以上になると胎児もアシドーシスを来し始める[8]。なお、陣痛がついているときには、カテコラミンが上昇しているだけでなく、子宮が収縮することで自己血輸血を行っていることにもなるため、帝王切開術を行っても血圧は下がりにくい。

　全身麻酔では麻酔薬の胎盤移行によって、自発呼吸が弱くなったり、肺液吸収障害も起こりやすくなる。母体からの麻酔薬の移行量と代謝速度、麻酔薬を投与してから分娩までの時間によって、その症状と持続時間は変わってくるが、脊髄くも膜下麻酔・硬膜外麻酔、全身麻酔のいずれも通常の帝王切開術であれば、児のApgarスコア、短期的な予後にはほとんど影響しないとされる。静脈麻酔で帝王切開術を行った場合、麻酔薬を注射してから娩出までに要する時間が10分以内ならば問題ないが、15分以上を要するとsleeping babyで出生することが多くなる[9]。もう少し短時間で出生しても、筋緊張が低下し、啼泣も弱いときがあるが、適度な刺激、場合によってはバギングを少し行うと、次第に筋緊張も回復し呼吸も安定してくることが多い。

　全身麻酔下の帝王切開術では、オピオイドの投与は児の呼吸抑制の原因となるため推奨されなかったが、鎮痛することで気管挿管や執刀時の母体のストレス・血行動態の変化を抑制し、術中覚醒も防ぐことができるため、オピオイドが用いられるようになってきた。ただ、帝王切開術を行うときにフェンタニルクエン酸塩やレミフェンタニル塩酸塩を母体に投与すると、娩出した児に短時間の呼吸抑制が見られたり、児の筋硬直も報告されているので注意を要する。なお、くも膜下腔や硬膜外腔に麻酔薬と一緒にフェンタニルクエン酸塩を少量

02 帝王切開分娩で生まれた児に起こりやすい合併症

投与すれば、そのリスクを回避することもできる。

そのほかの出生時の合併症と長期予後

　羊水量が十分あるときには安全だが、羊水がほとんどないときには、子宮切開で深く切りすぎると児を切開することになってしまうため、出生後、児に切創がないか確認しておく必要がある。傷が浅ければ、縫合しなくても皮膚接合絆創膏で改善することが多い。

　羊水は無菌的と考えられてきたが、羊水中には培養できない細菌が常在していることが分かってきた。経腟分娩で出生するときには、羊水中の細菌＋産道に常在している菌をもらい受けて出生に至るが、帝王切開分娩では産道の常在菌を菌叢として獲得することはできない。出生時の菌叢の違いによると考えられているが、帝王切開分娩の児の方が経腟分娩と比べると、アレルギー疾患の罹患率、肥満が増加する。入院を要する気管支喘息が増加し、自閉症スペクトラムになるリスクも高くなるという報告もあるので、今後注意が必要と思われる[10,11]。

引用・参考文献

1) 田中太平. 肺液（特集：NICU最前線 新人スタッフのための基礎講座その1 新生児の呼吸の適応生理）. Neonatal Care. 21(4), 2008, 331-8.
2) 田中太平. 出生直後の新生児の正しい見方：赤ちゃんがしっかり泣けるための基礎知識. 妊産婦と赤ちゃんケア. 1(1), 2009, 112-4.
3) 田中太平. "予備知識と診察手順". 出生早期の新生児 正しい見方：隠れた異常を早く発見！ 名古屋, 日総研出版, 2011, 22-43.
4) Yurdakök, M. Transient tachypnea of the newborn：what is new? J. Matern. Fetal Neonatal Med. 3, 2010, 24-6.
5) Ganchimeg, T. et al. Optimal timing of delivery among low-risk women with prior caesarean section：a secondary analysis of the WHO multicountry survey on maternal and newborn health. PLoS One. 11(2), 2016, e0149091.
6) Tita, AT. et al. Timing of elective repeat cesarean delivery at term and neonatal outcomes. N. Engl. J. Med. 360(2), 2009, 111-20.
7) ACOG Committee Opinion No 579：Definition of term pregnancy. Obstet. Gynecol. 122(5), 2013, 1139-40.
8) 田中太平ほか. 帝王切開娩出時の新生児管理. 産科と婦人科. 69(3), 2002, 313-8.
9) 田中太平. Sleeping baby（陽圧換気困難例と対処法）. 周産期医学. 45(7), 2015, 922-7.
10) Black, M. et al. Planned cesarean delivery at term and adverse outcomes in childhood health. JAMA. 314(21), 2015, 2271-9.
11) Curran, EA. et al. Association between obstetric mode of delivery and autism spectrum disorder：a population-based sibling design study. JAMA Psychiatry. 72(9), 2015, 935-42.

Memo

第2章 術後合併症への対応

01 帝王切開術後血腫

大阪母子医療センター産科 診療主任　**山下亜貴子**　やました あきこ

帝王切開術後血腫とは

　帝王切開術後血腫は時々遭遇する術後合併症の一つであるが、発生部位によって「腹壁血腫」と膀胱子宮窩や子宮切開創部の血腫に代表される「腹腔内血腫」とに分けられる。この項では、助産師・看護師などの医療スタッフも臨床症状で疑うことができる可能性のある腹壁血腫について解説する。

■ 機　序

　腹壁血腫は、腹直筋前鞘よりも表層に形成される「皮下血腫」と、腹直筋前鞘よりも深層に形成される「筋膜下血腫」や「腹直筋鞘血腫」とに分けられる。
　皮下血腫は、真皮下を走行する浅腸骨回旋動脈や浅腹壁動脈の破綻によるといわれる。それに対して筋膜下血腫や腹直筋鞘血腫は、下腹壁動脈もしくは腹直筋の損傷による下腹壁動脈の枝からの出血が原因とされる（図）[1,2]。

■ 診　断

　表層に形成される皮下血腫は、皮膚色の変化や血腫による皮膚の膨隆で視診により診断することが可能なこともあるが、深層に広がった血腫は視診では同定することが難しい場合も多い。急激な腹痛の出現や血液検査でヘモグロビン値の急激な低下を認める場合には、腹壁血腫を鑑別に入れる必要がある。
　また、術後に抗凝固療法を施行している症例や常位胎盤早期剥離、HELLP症候群、前置胎盤による帝王切開術後は母体の凝固系の異常や血小板の低下を伴っている場合も多いため、術後の腹壁血腫は常に念頭に入れておく必要がある。
　腹壁血腫を疑ったら、皮下血腫なのか筋膜下血腫や腹直筋鞘血腫なのかを鑑別診断すること、また原因血管を同定することが治療方法の選択につながるため重要である。診断には造影CT、特にダイナミックCTの撮影が有用である[3,4]。ダイナミックCTは、造影剤を急速静脈注射し標的臓器の血行動態に合わせて動脈層から経時的に細かく撮影する方法で、血腫の場所と原因血管との同定が同時にできる撮影方法である。撮影の際には、必ず放射線科医に協力を仰ぐことも必須である。

01 帝王切開術後血腫

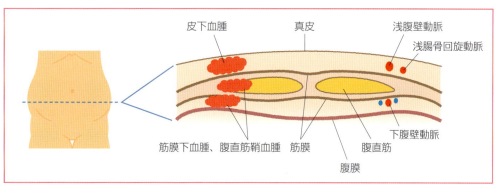

図 腹壁の層構造

■ 治療

疼痛などの症状が軽く、血腫も小さければ保存的加療も選択可能だが、感染には注意を要する。発熱や創部の発赤、腫脹、血液検査にて感染を疑う場合には感染巣の除去を目的に、疼痛が強く血腫の増大を認める場合には原因血管を同定し止血する目的に、外科的に血腫を除去する必要がある。

皮下血腫であれば真皮縫合糸の抜糸を行うのみで低侵襲に対応できることが多いが、筋膜下血腫や腹直筋鞘血腫の場合には、筋膜、腹直筋まで露出させ腹直筋裏を走行する下腹壁動脈を同定する必要があるため、より侵襲的な処置となる。最近では、放射線画像下に責任血管を同定して選択的に塞栓し止血を図る方法も報告されている[5]。

引用・参考文献

1) Hurd, WW. et al. The location of abdominal wall blood vessels in relationship to abdominal landmarks apparent at laparoscopy. Am. J. Obstet. Gynecol. 171(3), 1994, 642-6.
2) Lam, EY. et al. Inferior epigastric artery pseudoaneurysm：a complication of paracentesis. J. Vasc. Surg. 28(3), 1998, 566-9.
3) Rodgers, SK. et al. Imaging after cesarean delivery：acute and chronic complications. Radiographics. 32(6), 2012, 1693-712.
4) Kawamura, Y. et al. Treatment decision-making for postpartum hemorrhage using dynamic contrast-enhanced computed tomography. J. Obstet. Gynaecol. Res. 40(1), 2014, 67-74.
5) Martin-Malagon, A. et al. Abdominal wall hematoma after laparoscopic surgery：early treatment with selective arterial transcatheter embolization. J. Laparoendosc. Adv. Surg. Tech. A. 17(6), 2007, 781-3.

02 創部縫合不全・離開

東北大学病院産婦人科　**和形麻衣子**　わがた まいこ

創部縫合不全・離開とは

　創部縫合不全・離開は、一般に術中の汚染による創部の二次感染によるものとされるが、帝王切開術の場合には、高度の肥満や血腫、死腔の形成など物理的な要因によるものも多い（表）。特に肥満は重要なリスクであり、脂肪組織は血管新生が乏しく、創部離開や感染を起こしやすい。さらに、脂肪組織が融解し、死腔を形成しやすく、創傷治癒遅延を引き起こす。そのほか、妊娠高血圧症候群や糖尿病の合併などの全身状態が、創傷治癒の遅延の原因となり得る。

表 創部縫合不全・離開の要因

- 肥満
- 創部の血腫
- 創部の死腔形成
- 糖尿病、肝機能障害
- 妊娠高血圧症候群
- 低蛋白血症や高度の貧血
- 感染
- ステロイド（副腎皮質ホルモン）使用患者
- 免疫抑制薬の使用

創部縫合不全・離開の診断・検査

　創部縫合不全・離開がある場合、創部やその周囲に疼痛や発赤、腫脹、熱感を伴い、全身症状として発熱を伴う場合もある。膿の貯留や滲出液の臭いが強い場合には、細菌培養検査を実施し、菌を特定する。

創部縫合不全・離開の治療

　創部縫合不全・離開の治療は、創部の感染の有無や、離開の深さ、範囲によって方針を決定する。

■ 創部感染を伴う場合

　創部感染がそのまま持続すると、創部周囲の脂肪融解や筋膜壊死を引き起こし、治療に難渋するため、早期診断、早期の治療開始が重要である。局所の抗菌薬投与は、一般に有効でなく、また、耐性菌の問題もあるため推奨されない。感染が創周囲に広がる蜂窩織炎の状態になっていたり、発熱など全身性に感染

02 創部縫合不全・離開

症状を認める場合には、起因菌に有効な抗菌薬の全身投与を行う。

創部の処置

創部の洗浄は多量の生理食塩水や微温湯で連日施行する。水道水と滅菌性生理食塩水とでの洗浄の比較については、術後創部感染の割合に有意差がないことが報告されており、いずれを使用しても問題ないと考える[1]。洗浄時には、適度な洗浄圧を掛けることで、健常組織に負荷を掛けずに創面に付着した細菌や遺物を洗い流すことができる。よく用いられる方法としては、生理食塩水の100mL プラスチックボトルに洗浄用ノズルを装着し、用手的に圧を掛ける方法がある。消毒薬の使用については、細胞傷害性による組織の修復機序の障害の可能性、接触皮膚炎、アレルギーなど、周囲の健常皮膚に与える影響も考慮し、むやみに使用することは控える[2]。

感染が制御できて赤色の肉芽形成に移行したら、適度な湿潤環境を保持するため、創傷被覆材を積極的に用いる。アルギン酸塩やハイドロファイバー®のドレッシング材を用いることで、滲出液のコントロールを図り、適度な湿潤環境を保持することで、創の清浄化を図ることができる。

創部縫合不全・離開の予防

合併症などがない通常の帝王切開術の場合には、術後1〜3日程度、第2世代のセフェム系抗菌薬を投与する。正常に治癒する切開創では、上皮の形成は一般的に24〜48時間以内に完了し、創傷表面を閉鎖し、細菌から保護されるようになる[3]。そのため、48時間程度は滅菌ドレッシング材を使用し創部を保護するが、それ以降は創部の状態を確認の上、シャワー浴を行い、創部を清潔に保つようにする[4]。

引用・参考文献

1) Moscati, RM. et al. A multicenter comparison of tap water versus sterile saline for wound irrigation. Acad. Emerg. Med. 14(5), 2007, 404-9.
2) 江野尻竜樹. "感染創は消毒より洗浄が有効である". 創傷治癒コンセンサスドキュメント：手術手技から周術期管理まで. 日本創傷治癒学会ガイドライン委員会編. 東京, 全日本病院出版会, 2016, 170-1.
3) Cross, KJ. et al. Growth factors in wound healing. Surg. Clin. North Am. 83(3), 2003, 531-45.
4) Hsieh, PY. et al. Postoperative showering for clean and clean-contaminated Wounds：A Prospective, Randomized Controlled Trial. Ann. Surg. 263(5), 2016, 931-6.

03 麻酔合併症

大阪母子医療センター産科 診療主任　**山下亜貴子** やました あきこ

麻酔合併症とは

　区域麻酔（脊髄くも膜下麻酔や硬膜外麻酔）による術後合併症としては、局所麻酔中毒など薬剤によるもの、後述する偶発的硬膜穿刺によるもの（「第2章 08. 硬膜穿刺後頭痛」を参照）、神経学的な合併症とさまざまであるが、ここでは神経学的な合併症について解説する。

　帝王切開術後の下肢の知覚障害やしびれはしばしば目にする症状であるが、歩行の障害になるため、術後の ADL 拡大の妨げになる可能性がある。そのため、麻酔科をはじめとする専門科に早々にコンサルトする必要がある。代表的な要因を以下に解説する。

■産科的要因

　術後の下肢のしびれや知覚障害の全てが麻酔によるものではなく、産科的な要因で生じている場合もある。帝王切開術時の体位（特に砕石位）や開創器の使用によって大腿神経、坐骨神経、総腓骨神経などが圧迫され、L2〜5領域である下腿前外側面やふくらはぎのしびれや感覚低下が数カ月続くことがあるが、多くは自然に改善する。

■麻酔関連の要因

　脊髄くも膜下麻酔や硬膜外麻酔で使用した局所麻酔薬が神経や神経周膜の結合部位に長時間結合していることがあり、知覚障害や運動神経障害が起こる[1]。脊髄くも膜下腔下麻酔後に局所麻酔薬が仙骨領域に蓄積し膀胱直腸障害を来す馬尾症候群は、回復に数カ月を要したり不可逆的な場合もある[2]。それに対して、区域麻酔後数時間から1日以上経過して下肢のしびれや痛みなどの知覚障害を来すことがあり、一過性神経症状（TNS）と呼ばれ、症状は軽度で数日以内に自然軽快することが多い[3]。

　また、まれではあるが針やカテーテルで神経根を障害することがあり、放散痛や神経鞘内に局所麻酔薬が入ると神経炎を引き起こすこともあり知覚障害が生じる。ほとんどが数カ月以内に回復することが多いと報告されている。しか

03 麻酔合併症

し、後述する硬膜外血腫や硬膜外膿瘍に伴う神経障害の場合には、迅速な診断と治療が必要となる。

■ 硬膜外血腫

　硬膜外麻酔による硬膜外血腫の発生率は15～20万件に1例と非常にまれであるが、妊婦の場合には凝固能が亢進しているため、さらに発生率は低いとされる[4]。しかし、術後血栓症予防のための抗凝固療法を行っている場合や、血小板減少症、HELLP症候群、弛緩出血などの産後大量出血などで凝固能が障害されている場合には注意が必要である。そのような場合には、区域麻酔を避けることだけでなく硬膜外カテーテルの抜去時にも硬膜外血腫は起こり得るため、硬膜外カテーテルの抜去時期にも注意を要する。

　下肢のしびれや麻痺、背部痛、下垂足を訴えた場合には硬膜外注入を中止し、硬膜外血腫の可能性を考えMRI検査を施行する。硬膜外血腫の診断に至った場合には、対応が遅れると症状が不可逆的に残ってしまうこともあるため、早急な除圧術が必要になる。

■ 硬膜外膿瘍

　硬膜外膿瘍も極めてまれであるが、いったん生じると重篤な後遺症を残すため、重要な合併症の一つである[4]。硬膜外膿瘍を疑う臨床上の徴候としては、発熱、白血球増多、重症の腰痛、刺入部の圧痛である。区域麻酔施行時の不潔な操作はもちろんのこと、糖尿病やステロイド（副腎皮質ホルモン）使用などの易感染性の患者や硬膜外カテーテルの長期使用はリスクファクターであるため注意を要する。

　疑った場合には、MRIによる迅速な診断と起炎菌同定のためのカテーテル先端や血液などの各種培養検査が必要となる。また重度の神経障害がある場合には、ドレナージ術も必要となる。

引用・参考文献

1) Bromage, PR. et al. An evaluation of bupivacaine in epidural analgesia for obstetrics. Can. Anaesth. Soc. J. 16(1), 1969, 46-56.
2) Rigler, ML. et al. Cauda equina syndrome after continuous spinal anesthesia. Anesth. Analg. 72(3), 1991, 275-81.
3) Schneider, M. et al. Transient neurologic toxicity after hyperbaric subarachnoid anesthesia with 5% lidocaine. Anesth. Analg. 76(5), 1993, 1154-7.
4) Ruppen, W. et al. Incidence of epidural hematoma, infection, and neurologic injury in obstetric patients with epidural analgesia/anesthesia. Anesthesiology. 105(2), 2006, 394-9.

04 膀胱・腸管の損傷

東北大学病院産婦人科　**和形麻衣子**　わがた まいこ

膀胱・腸管の損傷とは

　膀胱・腸管の損傷は帝王切開術の代表的な術中合併症である[1]。特に下腹部手術の既往がある場合、子宮前面や腹壁への膀胱・腸管の癒着があり、癒着の剥離時に損傷を起こすことがある。多くの場合には、膀胱・腸管損傷は手術中に気付かれ修復されるが、手術時に気付かれず修復されないと、術後、重篤な状態になることがある。また、これらの合併症は緊急手術時に発生しやすいため、特に緊急帝王切開術後は気を付けて観察するようにする。

膀胱損傷

　帝王切開術では多くの場合、子宮下部横切開を行う。子宮下節が十分あり、膀胱を剥離しなくても十分に切開部位が確保できるならば、膀胱剥離操作はあまり行われない。だが、下節形成が不十分な場合や、既往帝王切開術後で膀胱の挙上があり、切開予定部位が膀胱に覆われてしまっている場合で、膀胱を剥離する際に損傷する可能性がある。

■ 膀胱損傷のケア

　膀胱損傷を修復した後は、膀胱留置カテーテルを1週間程度留置し、膀胱を空虚にし、縫合部の緊張を除いて、縫合部の癒合を促すようにする。カテーテルの留置中は、尿量に注意する。尿量が少ない場合には、血液で閉塞している場合がある。また、尿色についても、血尿が改善しているか確認する。

腸管損傷

　帝王切開術での腸管損傷の多くは、腸管の癒着剥離を行った場合に生じる。開腹手術の既往がある場合には、腹壁に腸管が癒着しており、開腹時に損傷してしまう場合がある。子宮筋腫核出術後や子宮内膜症を合併している場合など

04 膀胱・腸管の損傷

では、子宮と腸管とが高度に癒着しており、剝離時に腸管を損傷する場合がある。帝王切開術での腸管損傷部位は主に小腸である。

■ 腸管損傷のケア

術中に腸管の修復を行った場合、術後の縫合不全に注意しながら経過を見ていく。縫合不全は消化管の縫合部の癒合がうまく起こらずに、消化液が腹腔内に漏れる状態で、術後1週間ごろまでに起こりやすい。縫合不全があると、消化液が腹腔内に貯留し、膿瘍を形成し、場合によっては腹膜炎から敗血症を起こし、重篤な状態となる。発熱、頻脈、白血球増加やCRPの上昇などの感染徴候や、腹痛や腹膜刺激症状、背部痛などの症状を認めた場合には、縫合不全を疑わなければならない。縫合不全を疑う場合、感染対策を厳重にした上で、専門医と相談し、再手術を行うかどうか検討する[1]。

腸管損傷修復後には、術後合併症として、麻痺性イレウスが起こり得る。これは、腸管運動麻痺改善の遅延や腹膜炎などが原因となって起こる。症状として、嘔気、腹部膨満、排ガスの停止などが挙げられる。腸蠕動音の減弱・消失を認め、腹部X線検査では小腸・大腸のガス像を認めることが多い。絶飲食、補液、電解質補正などの治療を行う。

おわりに

開腹手術既往などのリスクや、緊急手術など手術時の状況によって、これらの合併症は一定の割合で起こり得るものである。しかし、このような合併症が起こると、褥婦やその家族は強い不安を感じるため、褥婦の気持ちに配慮したケアを行い、また、手術時の状況や術後の経過について、医師とも情報共有し、適切に説明するように心掛ける。

引用・参考文献

1) 平松祐司. 妊娠中の手術の合併症と対策. 産科と婦人科. 71(7), 2004, 853-9.
2) 山﨑誠ほか. "縫合不全". 術前・術後管理必携. 消化器外科. 35 増刊. 東京, へるす出版, 2012, 875-7.

05 産褥熱

東京慈恵会医科大学附属病院産婦人科 助教　**長谷川瑛洋**　はせがわ あきひろ

産褥熱とは？

「産褥熱（puerperal fever）」とは、分娩により生じた創傷に起こった感染と、それに続発する感染症で、感染が性器損傷部位に限局した限局性産褥熱と、敗血症のような全身性産褥熱とがある。アメリカの Joint Committee on Maternal Welfare によれば、分娩終了後の 24 時間以降、産褥 10 日間以内に、2 日間以上、38℃以上の発熱が続く場合をいう[1]。ただし、うっ滞性乳腺炎や腎盂腎炎などの偶発疾患による感染は含まない。

病　態

■産褥子宮内膜炎

子宮内に滞留した悪露などを培地として細菌が増殖し、子宮内膜（脱落膜）で感染が成立したもの。最も頻度の高い産褥熱の原因である。子宮の圧痛や悪臭を伴う悪露が見られる。

■産褥子宮付属器炎

産褥子宮内膜炎が上行性に付属器へ波及したもの。卵管炎、卵管留膿腫などがこれに当たり、片側または両側の下腹部痛が見られる。

■産褥骨盤内膿瘍

腹腔内に残存した出血や異物、または帝王切開創部の縫合糸へ細菌感染を起こし、膿瘍を形成したもの。

■産褥骨盤腹膜炎

炎症が骨盤腔より腹膜・腹腔内へ波及したもの。下腹部から上腹部にかけて強い圧痛や反跳痛を認める。腹腔内感染により腸閉塞や腹水などを併発することがある。

■産褥敗血症

細菌が母体血流内に流入し、全身性の炎症を引き起こす最重症型の感染症で

05 産褥熱

ある。集学的な治療が必要となり、適切に治療されないと多臓器不全となり死亡する可能性がある。

起因菌

産褥熱の起因菌は、黄色ブドウ球菌、レンサ球菌などの皮膚常在菌に加え、大腸菌などの腸内細菌や嫌気性菌などが挙げられる。血腫や壊死組織といった感染防御機構の弱い部位では複数の細菌が混合感染を起こすことが多い。産褥熱の起因菌を表に挙げた[2]。

表 産褥熱の主な起因菌

好気性菌
- グラム陽性球菌：A、BおよびD群レンサ球菌、腸球菌、黄色ブドウ球菌、表皮ブドウ球菌
- グラム陰性菌：大腸菌、クレブシエラ属、プロテウス属
- グラム不定菌：ガルドネラ

その他
- マイコプラズマ、クラミジア、淋菌

嫌気性菌
- 球菌：ペプトコッカス属、ペプトストレプトコッカス属
- その他：クロストリジウム属、バクテロイデス属、フゾバクテリウム属、モビルンカス属

（文献2より引用改変）

鑑別すべきそのほかの感染症

妊産婦に多い感染症としては、乳腺炎、腎盂腎炎などが挙げられる。帝王切開術後に発熱を認めた場合には、乳房の緊満感や圧痛、CVA（costovertebral angle：肋骨脊柱角）叩打痛や排尿時痛などの理学的所見から、そのほかの感染症との鑑別を進めることも重要となる。

治療と早期発見のポイント

■ 治療
● 抗菌薬

表に示した細菌が混合して感染している場合もあるため、治療初期より広域スペクトラムの抗菌薬が用いられることが多い。また帝王切開術後の子宮内膜炎の場合には嫌気性菌もカバーする必要がある。

軽症の子宮内膜炎は広域スペクトラムの経口抗菌薬で治療可能であることが

多いが、重症の場合には入院加療を要する。また、血液培養や腟培養などの培養検査による所見も参照する必要がある。

軽症〜中等症の産褥子宮感染に対しては経口セフェム系、経口ペニシリン系、ニューキノロン系、注射用β-ラクタム系薬が、中等症〜重症には静脈注射でセフェム系（第三世代およびそれ以降のもの）、広域ペニシリン系、カルバペネム系、β-ラクタマーゼ阻害薬配合薬が示されている。

また、初めから難治性、重症であることが予想される場合には、広域の注射用β-ラクタム系薬、β-ラクタマーゼ阻害薬配合薬の投与を検討する[3]。

● 外科的処置

抗菌薬治療に反応しない膿瘍を形成した場合には切開・排膿を行う。また、帝王切開時の子宮創部やダグラス窩での膿瘍形成の場合には、開腹洗浄ドレナージなどが必要になることがある。

■ 予 防

分娩時、手術時、術後の処置時における手洗い、創部の消毒などを適切に行うことが重要となる。また、選択的または緊急帝王切開術時の予防的な抗菌薬投与は、切開創部感染、産褥子宮内膜炎、母体重症感染症の発症率を有意に低下させるという報告があるため、術前の抗菌薬投与も重要な予防手段となる[4]。

■ 早期発見のために

帝王切開術後は早期離床のため消炎鎮痛薬を内服している場合が多く、発熱がマスクされてしまう可能性がある。腹部症状の慎重な観察や悪露の悪臭の有無、悪露の排出量などの問診を注意深く行うことが早期発見につながる可能性がある。

引用・参考文献

1) 日本産科婦人科学会編. "産褥熱". 産科婦人科用語集・用語解説集 改訂第3版. 東京, 日本産科婦人科学会, 2013, 197.
2) Cunningham, FG. et al. "Puerperal complications". Williams Obstetrics. 24th ed. New York, McGraw-Hill Education, 2014, 682-6.
3) 品川長夫ほか. "産婦人科感染症". 抗菌薬使用のガイドライン. 日本感染症学会・日本化学療法学会編. 東京, 協和企画, 2005, 200.
4) Smaill, FM. et al. Antibiotic prophylaxis versus no prophylaxis for preventing infection after cesarean section. Cochrane Database Syst. Rev. (10), 2014, CD007482.

06 深部静脈血栓症・肺血栓塞栓症

東北大学病院産婦人科　**和形麻衣子**　わがた まいこ

深部静脈血栓症・肺塞栓症とは

　肺塞栓症（pulmonary embolism；PE）は、静脈系でできた血栓、脂肪、空気、羊水中の胎児成分などの塞栓子が血流に乗って肺動脈を閉塞し、急性および慢性の肺循環障害を引き起こす病態である。多くは下肢の深部静脈血栓症（deep vein thrombosis；DVT）からの血栓遊離による肺血栓塞栓症（pulmonary thromboembolism；PTE）である。DVTとPTEの総称として静脈血栓塞栓症（venous thromboembolism；VTE）と呼ぶ。

産科領域におけるVTEのリスク（表）

　血栓症の要因には、「血液凝固能の亢進」「血流の停滞」「血管内皮の損傷」がある。妊娠中は、①生理的な血液性状の変化に伴う血液凝固能の亢進や血小板の活性化、②女性ホルモンの作用による静脈平滑筋弛緩、③増大した妊娠子宮による下大静脈・骨盤内静脈の圧迫から血流の停滞——が起こるため、妊娠そのものがDVTの大きなリスク因子である。

　また帝王切開術後は、手術操作による骨盤内の静脈の血管内皮障害、手術侵襲による血液凝固能亢進、血液濃縮による血液粘性の亢進、臥床安静による血流うっ滞が加わるため、さらにDVTの発症頻度が高くなる。日本ではPTEの発症率は経腟分娩後で0.003％、帝王切開分娩後で0.06％と報告されている[1]。

VTEの予防

■理学的予防法

　長期間の安静や臥床は、下肢深部静脈の血液の停滞を生じ、血栓を形成しや

すい。血液還流を促進する目的で理学療法を行う。

● 下肢の運動

手術後、下肢の運動が可能になれば、ひざの屈伸、足の底屈・背屈などを行う。手術翌日からはできる限り早期に歩行を開始する。

● 弾性ストッキング

弾性ストッキングは、下肢を圧迫し、下肢の静脈うっ滞を減少させる効果がある。手術前より着用し、術後離床が進むまで継続する。

● 間欠的空気圧迫法

足底や下腿をカフで間欠的に加圧し、静脈還流を促す。抗凝固療法と異なり、出血などの合併症リスクはなく、また、抗凝固療法との併用も可能である。ただし、すでにDVTが存在する場合、血栓を遊離させPTEを発症させる危険性がある。

| 表 | 産科領域における静脈血栓塞栓症のリスク因子 |

- 高年妊娠（35歳以上）
- 肥満妊婦（BMI [body mass index] 25kg/m² 以上）
- 産褥期、特に帝王切開術後
- 手術中・分娩時の1,000mL以上の出血
- 輸血
- 常位胎盤早期剥離、胎児発育不全の既往
- 妊娠高血圧腎症
- 重症妊娠悪阻
- 多胎妊娠
- 切迫流・早産などによる長期のベッド上安静
- 喫煙
- 感染
- VTEの既往、家族歴
- 血栓性素因（抗リン脂質抗体症候群、アンチトロンビン欠乏症、プロテインC欠乏症、プロテインS欠乏症）

（文献2, 3を参考に作成）

■ 薬物的予防法（抗凝固療法）

血栓予防のために、未分画ヘパリン（12時間ごとに5,000単位を皮下注射）や、低分子量ヘパリン（エノキサパリンナトリウム）が使用される。低分子量ヘパリンは未分画ヘパリンに比べて、出血合併症やアレルギー反応、ヘパリンによる重篤な副作用の1つであるヘパリン起因性血小板減少症（heparin-induced thrombocytopenia；HIT）の発症頻度が少ない。いずれも、手術後に止血が得られていることを確認した上で、投与を開始するようにする。

■ そのほかの注意点

● 脱水・血液濃縮の予防

血液濃縮が起こると、血液粘度が上昇し、血栓が形成されやすくなる。出血

量や術後の尿量などに注意しながら補液を行う。

DVT、PTEの早期発見

　下肢DVTの症状として、下肢の発赤、腫脹、疼痛、圧痛、ホーマンズ徴候（足関節の背屈により腓腹部に起こる疼痛）などがある。このような所見を認めた場合、超音波検査やCT検査などの画像診断を行う。

　PTEの主な症状は突然発症する胸部痛、呼吸困難であるが、軽い胸痛からショックに至るものまでさまざまである。症状を訴えた場合、心電図、パルスオキシメータを装着し、全身状態を評価する。術後のPTEの多くは、初回歩行時に発症するため、助産師・看護師が付き添い、呼吸状態や症状を観察する。

DVT、PTEの治療

　PTEの病態は急性呼吸循環不全であり、死亡率は11.9％と高い[4]。速やかに呼吸循環管理、治療を進める必要がある。初期対応として、SpO_2を90％以上に保つように酸素を投与し、無効であれば、気管挿管、人工換気を開始する。ショック、低血圧の場合には、ドブタミン塩酸塩、ドパミン塩酸塩、ノルアドレナリンなどの昇圧薬を使用する。

　DVT、PTEの治療の基本は抗凝固療法である。診断後、直ちに未分画ヘパリン5,000単位を単回静脈投与し、以降、持続静脈注射を行い、APTT（活性化部分トロンボプラスチン時間）がコントロール値の1.5〜2.5倍となるように調節する。

引用・参考文献

1) 小林隆夫ほか. 産婦人科領域における深部静脈血栓症／肺血栓塞栓症：1991年から2000年までの調査成績. 日本産婦人科・新生児血液学会誌. 14(2), 2005, 1-24.
2) Bates, SM. et al. VTE, thrombophilia, antithrombotic therapy, and pregnancy：antithrombotic therapy and prevention of thrombosis, 9th ed；American College of Chest Physicians Evidence-Based Clinical Practice Guidelines. Chest. 141(2 Suppl), 2012, e691S-736S.
3) Royal College of Obstetricians and Gynaecologists. Reducing the risk of thrombosis and embolism during pregnancy and the puerperium. Green-top Guideline. 37, 2009, 1-35
4) Sakuma, M. et al. Recent developments in diagnostic imaging techniques and management for acute pulmonary embolism：multicenter registry by the Japanese Society of Pulmonary Embolism Research. Intern. Med. 42(6), 2003, 470-6.

07 腸閉塞

東京慈恵会医科大学附属病院産婦人科 助教 **長谷川瑛洋** はせがわ あきひろ

腸閉塞とは？

腸閉塞とは、腸管内容の肛門側への通過が障害されることによって生じる病態を意味する。症状としては、腹部膨満、腹痛、吐き気、嘔吐、排ガスや排便の停止などを呈する。適切な対応を行わないと重症化し死亡するリスクがあり、外科手術などの何らかの治療的処置が必要とされる[1]。

病態は表に示す通り多岐にわたるが、これらの中でも帝王切開術後に最も多く見られるものは麻痺性腸閉塞（paralytic ileus）である。

また、最も注意しなければならないものは絞扼性腸閉塞であり、腸管への血流障害による腸管壊死に伴うショック状態に急速に移行することがある。そのため、可及的速やかに開腹手術を行い、壊死腸管を切除し吻合する必要がある。

症 状

麻痺性腸閉塞の症状は腹部膨満、悪心・嘔吐、排便・排ガスの停止が主体であり、腹痛はある場合もない場合もある。絞扼性腸閉塞の場合には腹痛や腹部膨満などの症状が急激に発症し、ショック状態となるため注意が必要である。

表　腸閉塞の分類

1) 機械的腸閉塞（bowel obstruction）
 - 閉塞性（単純性）
    腸管の癒着、腹腔内腫瘍（がんの腹膜播種や卵巣がん、子宮がんの腸管転移など）、異物誤飲、胃石・胆石など
 - 絞扼性（複雑性）
    癒着による索状物、腸軸捻転、腸重積、ヘルニア嵌頓など

2) 機能的腸閉塞（ileus）
 - 麻痺性
    開腹手術後、腹膜炎、腹腔内出血、腎結石や胆嚢結石の発作時など
 - 痙攣性
    手術や外傷、神経障害、中毒など

07 腸閉塞

診断と治療

■ **診　断**[2]

身体診察と症状、腹部単純X線検査、造影CTなどの画像診断と併せて診断する。腹部の膨満と腹部全体での鼓音の聴取、聴診では腸管蠕動が低下または消失するため、腸蠕動音は減弱する。腹部は軟らかく、反跳痛・筋性防御などの腹膜刺激症状は認めない。

腹部単純X線検査では立位・臥位での撮像を行う。腹部全体に拡張した小腸にガス像を認める。立位では腸管内の液体貯留と、その上層にガス像を呈する鏡面像（niveau）を認める。ただし絞扼性腸閉塞では、これらの典型的な像などは認めず、無ガス像を呈することもある。

造影CTは拡張した腸管、腸管内容、閉塞の原因、腸管の血流の有無などを判断するために用いられ、特に絞扼性腸閉塞の鑑別には非常に有用である。

■ **治　療**

● **減　圧**

経口摂取を中止し、腸管内の減圧を図る。必要に応じて、経鼻胃管やイレウス管による減圧も行う。多くはこれらにより改善するが、改善を認めない場合には外科的手術を考慮する必要がある。

● **輸　液**

経口摂取を中止すること、腸管浮腫により電解質や体液の喪失を引き起こすことから、循環血漿量を保ち、電解質・栄養を補給するための輸液管理を行う。

循環管理のため、尿量測定や採血での電解質・ヘマトクリットなどのモニタリングも行う。

● **抗菌薬**

帝王切開術後では産褥子宮内膜炎や腹膜炎などから麻痺性腸閉塞を生じることも多く、それらの治療に準じて適宜、抗菌薬投与を検討する必要がある。腹腔内の炎症が原因で引き起こされている場合には、炎症が鎮静化することで多くが治癒する。

● **手　術**

長期間の保存的治療への反応性が悪い場合には、手術療法を検討する。物理

的な閉塞により腸閉塞が生じている場合には、それらを除去することが必要となる。また絞扼性腸閉塞の場合には、診断がついた時点で可及的速やかに手術を行う必要がある。

■ 予 防

早期離床を促し、血行循環を良くすることが腸閉塞の発症予防に有効であることが示されている。術後は適切な疼痛管理を行い、積極的に離床を促すことが重要である。また妊産婦は便秘になりやすいため、妊婦健診の時点から便秘に対しては、緩下薬などで対応していくことが必要と考えられる。

■ 早期発見のために

日々の排ガス・排便状況、腹部膨満症状の確認が重要となる。

引用・参考文献

1) 出月康夫ほか. "小腸および結腸". NEW 外科学 改訂第 3 版. 出月康夫ほか編. 東京, 南江堂, 2012, 636-41.
2) 畠山勝義. "小腸および結腸". 標準外科学 第 14 版. 北野正剛ほか編. 東京, 医学書院, 2016, 541-7.

08 硬膜穿刺後頭痛

大阪母子医療センター産科 診療主任 **山下亜貴子** やました あきこ

PDPHとは

　帝王切開術の際に行われている、脊髄くも膜下麻酔や硬膜外麻酔による代表的な合併症の一つが硬膜穿刺後頭痛（post dural puncture headache；PDPH）である。

■ 機　序

　硬膜穿刺によって脳脊髄液がくも膜下腔から漏出することで頭蓋内圧が低下し、脳の支持組織が牽引されることや[1]、脳内血管が拡張することが原因とされている[2]。

■ 頻　度

　妊産婦を対象とした研究では、分娩中の硬膜誤穿破の頻度は1.5％ほどで、その場合のPDPHの発症率は約50％と報告されている[3]。米国では、無痛分娩を受けた産婦のうち、年間2〜5万人近くがPDPHを発症しているとされている[4]。

■ 診　断

　PDPHの代表的な症状は頭痛である。褥婦が頭痛を訴えることは多いが、PDPHによる頭痛の特徴は座位や立位で悪化し安静臥床で軽快する頭痛である。しかし、褥婦の頭痛の原因として安易にPDPHと診断することは危険である。髄膜炎や頭蓋内出血、子癇による頭痛など、生命に関わる病態を鑑別することが必須である。また、PDPHは、頭痛以外にも耳鳴り、悪心、羞明などさまざまな症状を呈する。患者をよく観察し、正確な診断が求められる。**表**に国際頭痛学会による診断基準を示す[5]。

治療法

　PDPHに対して、安静臥床、鎮痛薬の使用、カフェインやテオフィリンなどの脳血管収縮薬などさまざまな治療が用いられてきたが、自身の血液を硬膜外

表 国際頭痛学会による硬膜穿刺後頭痛の診断基準

A. 座位または立位で15分以内（臨床的には数分以内のことも）に増悪し、臥位で15分以内に軽快する頭痛で、下記のうち少なくとも1つの症状を呈し、かつCおよびDを満たすこと ①後部硬直 ②耳鳴り ③聴力低下 ④羞明 ⑤悪心
B. 先行する硬膜穿破があること
C. 硬膜穿刺後5日以内の発症であること
D. 以下のいずれかにより頭痛が改善すること ①1週間以内に自然に改善する ②脳脊髄液減少に対する治療（硬膜外自己血パッチ）により48時間以内に改善

（文献5を参考に作成）

腔に注入する「ブラッドパッチ」という方法を以下に紹介する。

■ 機　序

ブラッドパッチでは、硬膜外腔に投与された血液が凝固して硬膜の孔をふさぐ効果は容易に想像できるが、その前の機序として、最初に硬膜外に投与された血液によって脊柱管内の圧が上昇して、脳脊髄液が頭蓋内に移動することで鎮痛効果が得られるといわれている[6]。

■ 有効性

有効性に関してはさまざまな報告があるが、BanksやPaechらの報告によると、一度のブラッドパッチによって症状が完全に治った褥婦は67％、軽快した褥婦は95％であった[7,8]。複数回のブラッドパッチ施行例も含めると、完全に頭痛が改善したのは50％、軽快したのは38％であった。有害事象として背部痛や感染（髄膜炎やくも膜下膿瘍）などの報告がある。

■ 方　法

実施時期は硬膜穿破からある程度時間が経過してから（24時間以上）行う方が有効であると報告されている[9]。以下にブラッドパッチの具体的な方法を示す（図を参照）。硬膜外穿刺担当と採血担当の医師2人と看護師1人で行う方法である。

08 硬膜穿刺後頭痛

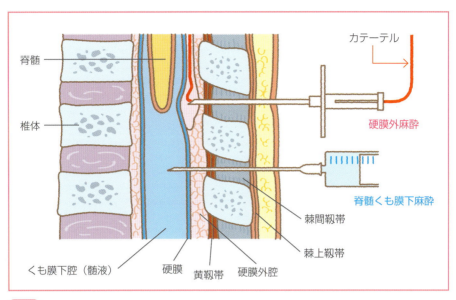

図 硬膜外腔周辺の解剖

①患者を側臥位にする。

②背中の穿刺部の消毒と局所麻酔を行う。

③採血を担当する医師が腕を駆血し採血できそうな血管を同定し、消毒、穴開き覆布を掛け清潔野をつくる。10mLのシリンジ2本、翼状針、三方活栓を接続しておく。

④硬膜外穿刺を開始。硬膜外腔を確認後に採血（20mL）を開始する（採血する時間を考慮し、10mLシリンジに1本ずつ採血する）。

⑤硬膜外に10～20mL程度を目標に血液をゆっくり注入する。背部痛を訴えた場合には、すぐに注入を中止する。

⑥硬膜外針を抜き、仰臥位に戻りモニターを装着する。5分ごとに血圧測定を行う。

⑦座位になってもらい、頭痛が軽減しているかどうかを確認し効果を判定する。

⑧20分後に帰室し、仰臥位にて安静継続とする。

引用・参考文献

1) Levine, DN. et al. The pathophysiology of lumbar puncture headache. J. Neurol. Sci. 192(1-2), 2001, 1-8.
2) Nowaczewska, M. et al. Cerebral blood flow characteristics in patients with post-lumbar puncture headache. J. Neurol. 259 (4), 2012, 665-9.
3) Choi, PT. et al. PDPH is a common complication of neuraxial blockade in parturients : a meta-analysis of obstetrical studies. Can. J. Anaesth. 50(5), 2003, 460-9.
4) Sachs, A. et al. Post-dural puncture headache : the worst common complication in obstetric anesthesia. Semin. Perinatol. 38(6), 2014, 386-94.
5) Headache Classification Subcommittee of the International Headache Society. The International Classification of Headache Disorders : 2nd edition. Cephalalgia. 24, 2004, Suppl 1 : 9-160.
6) Rosenberg, PH. et al. In vitro study of the effect of epidural blood patch on leakage through a dural puncture. Anesth. Analg. 64(5), 1985, 501-4.
7) Banks, S. et al. An audit of epidural blood patch after accidental dural puncture with a Tuohy needle in obstetric patients. Int. J. Obstet. Anesth. 10(3), 2001, 172-6.
8) Paech, MJ. et al. Epidural Blood Patch Trial G. The volume of blood for epidural blood patch in obstetrics : a randomized, blinded clinical trial. Anesth. Analg. 113(1), 2011, 126-33.
9) Paech, M. et al. An audit of accidental dural puncture during epidural insertion of a Tuohy needle in obstetric patients. 前掲書 7. 162-7.

Memo

第3章 特別なケアが必要なケース

01 無痛分娩から帝王切開術への移行

株式会社 LA Solutions（無痛分娩コンサルティング）代表取締役 CEO／
産婦人科専門医兼麻酔科専門医　**入駒慎吾**　いりこま しんご

はじめに

　無痛分娩から帝王切開術へ移行する場合、特に注意すべきポイントは麻酔法の選択であろう。この麻酔法の選択では、「帝王切開術の適応（緊急度）」と無痛分娩で使用している「硬膜外カテーテルの信頼性」を評価しなければならない。つまり、これら2つの要素をしっかりつかんでおかないと、正しく安全な麻酔法を選択できないということになる。また、帝王切開術自体にも特徴があり、特に分娩第2期の症例や子宮筋が疲弊している症例などは注意を要する。

帝王切開術の適応（緊急度）

　無痛分娩から帝王切開術への移行の適応として、その緊急度に着目する。超緊急はほとんどが NRFS（non-reassuring fetal status：胎児機能不全）によるものである。また、適応として最も多い分娩停止は緊急度こそ低いが、児頭娩出時の子宮損傷や子宮筋疲弊などに注意しておく必要がある。

硬膜外カテーテルの信頼性

　無痛分娩で使用している硬膜外カテーテルを用いて、帝王切開術の麻酔を行うことができる。この場合、無痛分娩の経過が良好（痛くない）であれば問題となることは少ない。具体的には、無痛分娩経過中の麻酔レベルと breakthrough pain*（突発痛）の出現回数を確認し、硬膜外カテーテルが帝王切開術に耐え得るかどうか評価するのである。これを「硬膜外カテーテルの信頼性の評価」という。麻酔レベルが Th10 未満である場合や無痛分娩中に

breakthrough pain が複数回ある場合などは、硬膜外麻酔下に帝王切開術を施行できない危険因子とされる[1]。その頻度は約10%と報告され、術中に追加の鎮痛薬が必要になる可能性が高い[2]。

*breakthrough pain：麻酔により一度、陣痛が基準とする無痛状態になった後に、何らかの原因により痛くなった状態のことをいう。「突発痛」とも表現されるが、ニュアンスとしては、breakthrough される感じである。

麻酔法の選択（図）

①硬膜外麻酔（表）

硬膜外カテーテルが信頼できる場合、硬膜外カテーテルより2％キシロカイン®（リドカイン）10mLと8.4％メイロン®（炭酸水素ナトリウム）1mLとの混合液を2回に分けて投与すると、約10分で麻酔レベルがTh4に達する。これにより手術が可能になるが、すぐにキシロカイン®の効果は消失するため、適宜、局所麻酔薬を追加投与する必要がある。このとき、0.25～0.5％アナペイン®（ロピバカイン塩酸塩水和物）（または0.25～0.5％ポプスカイン®〔レボブピバカイン塩酸塩〕）10mLとフェンタニル（フェンタニルクエン酸塩）2mLとの混合液を用意しておくと便利である。ただし、局所麻酔薬を大量に投与することになるため、局所麻酔薬中毒に留意しておく。

②脊髄くも膜下麻酔

無痛分娩中に硬膜外腔に投与された薬液の影響で、脊髄くも膜下腔が狭小化している。そのため、脊髄くも膜下腔に投与する局所麻酔薬量は通常より少なくてもよいとされる。また、術中のバックアップ用に無痛分娩で使用していた硬膜外カテーテルを残しておくという選択もある。これらの場合、局所麻酔薬量は0.5％高比重マーカイン®（ブピバカイン塩酸塩水和物）1.2～1.6mL程度で十分と考えられる。いかなる場合にも高位脊髄くも膜下麻酔を念頭に置いた観察が求められる。

③CSEA（combined spinal-epidural anesthesia：脊髄くも膜下硬膜外併用麻酔）

無痛分娩中に硬膜外腔に投与された薬液により、硬膜外腔は拡大している。そのため、硬膜外腔の同定は容易になるが、硬膜までの距離が遠くなり、くも

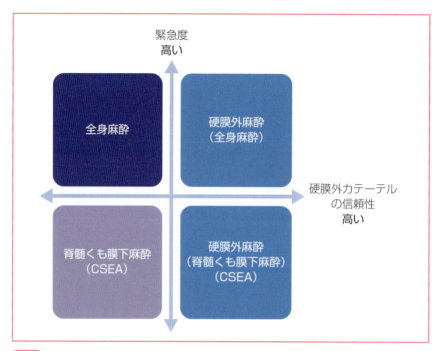

図 緊急度と硬膜外カテーテルの信頼性による麻酔法の選択

表 硬膜外麻酔のレシピの例

手順	内容	
①条件確認	・麻酔レベル	左右ともTh10
	・breakthrough pain	1回以下
②イニシャルドーズ（初期投与）	2%キシロカイン®10mL＋8.4%メイロン®1mL	2回に分けて
③セカンドドーズ（追加投与）	0.25〜0.5%アナペイン®10mL＋フェンタニル2mL	3〜5mL

膜下腔への到達が困難を極める症例がある。安易に選択することは避けたい麻酔法である。

④全身麻酔

　硬膜外カテーテルが信頼できない状態で超緊急を要する場合や大量出血などで循環動態が不安定な場合には、選択せざるを得ない麻酔法である。また、理

01 無痛分娩から帝王切開術への移行

想的には麻酔科医が管理することが望まれるが、現実的には厳しいだろう。

産婦の全身麻酔の危険性

　Hawkins らは、全身麻酔で帝王切開術を受けた産婦の死亡率は局所麻酔で受けた場合の 16.7 倍だと報告した[3]。さまざまな努力や取り組みにより、産婦の死亡率は後に 1.7 倍まで低下した[4]。しかし、これで安心してよいというわけではないだろう。その取り組みの 1 つに、気道確保困難が予測される症例に対して、無痛分娩を積極的に導入したことが挙げられる。超緊急帝王切開術時に全身麻酔を回避する手段として、無痛分娩の硬膜外カテーテルを使用したのである。このような観点からも、無痛分娩中の硬膜外カテーテルの信頼性の評価は重要で、効果的でないカテーテルは速やかに再挿入すべきである。いわゆる、経過が良好ではない"痛い無痛分娩"は安全性に欠けるのである。

選択的（予定）帝王切開術との違い

　無痛分娩から帝王切開術に移行する場合、全例が緊急ということになる。この時点で選択的帝王切開術とは大きく異なる。超緊急の頻度は低いが、適応として最も多いのが分娩停止である。そして、分娩第 2 期であることも多い。従って、児頭娩出時の子宮損傷や子宮筋疲弊などに弛緩出血のリスクがある。逆に、選択的帝王切開術では、硬膜外麻酔単独で麻酔管理することは珍しいため、局所麻酔薬中毒は無痛分娩から帝王切開術へ移行した症例に特徴的ともいえる。

引用・参考文献

1) Bauer, ME. et al. Risk factors for failed conversion of labor epidural analgesia to cesarean delivery anesthesia：a systematic review and meta-analysis of observational trials. Int. J. Obstet. Anesth. 21(4), 2012, 294-309.
2) Mankowitz, SK. et al. Failure to extend epidural labor analgesia for cesarean delivery anesthesia：a focused review. Anesth. Analg. 123(5), 2016, 1174-80.
3) Hawkins, JL. et al. Anesthesia-related deaths during obstetric delivery in the United States, 1979-1990. Anesthesiology. 86(2), 1997, 277-84.
4) Hawkins, JL. et al. Anesthesia-related maternal mortality in the United States：1979-2002. Obstet. Gynecol. 117(1), 2011, 69-74.

02 早産・FGRの帝王切開術

大阪母子医療センター産科 医長 山本 亮 やまもとりょう

早産・FGRの帝王切開術における注意点

■ 早産・FGRの定義

　早産とは妊娠37週未満の分娩を指し、分娩時期に応じた児の未熟さが問題となる。胎児発育不全（fetal growth restriction；FGR）は、超音波断層法での胎児推定体重が過数の平均よりも小さい場合に診断され、わが国では推定体重≦−1.5SDを診断の基準とすることが一般的である。

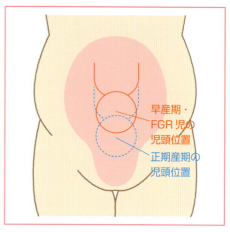

図1 児頭の浮動

早産期・FGR児の児頭位置
正期産期の児頭位置

■ 実際の注意点

● 子宮の状態

　正期産期の子宮では、切開を行う子宮体下部は広く薄くなっているため、適切な長さの子宮下部横切開を行って児を娩出することは難しくない。しかし、早産期には胎児を中心とした子宮の内容は小さく、子宮が十分に引き伸ばされていない。そのため子宮体下部が狭く筋層も分厚いことで、十分な長さの体下部横切開を行うことや児に到達することが困難な場合がある。

● 胎児の状態

　早産期やFGR児における陣痛発来前の帝王切開術では、児が骨盤内に嵌入しておらず、子宮体部に浮動していることがしばしば経験される（図1）。浮動した児の把持や牽引は困難であり、子宮切開創への誘導や娩出に時間を要する原因となり得る。

　陣痛発来後の帝王切開術では、児が小さいために分娩の進行が早く、骨盤内に深く嵌入してしまうことがある。その際に通常の帝王切開術と同様の誘導を行おうとして子宮から腟へ深く手を挿入すると、子宮切開創が延長され子宮動

02 早産・FGR の帝王切開術

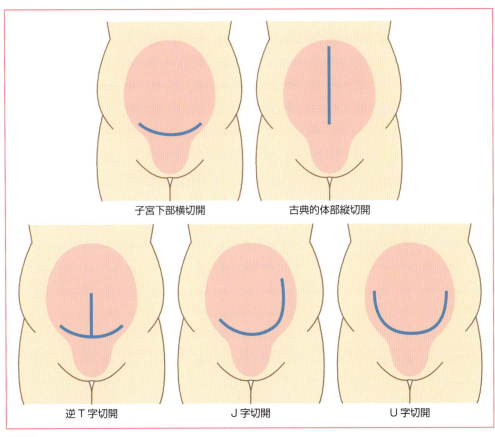

図2 子宮切開の方法

脈や子宮頸管、腟などを損傷する恐れがある。

手術手技

■ 子宮切開

　前述のように子宮体下部が狭いため、通常の子宮下部横切開では児の娩出に十分な長さの切開を行うことが難しいことがある。そのため古典的体部縦切開や逆T字切開、J字切開、U字切開といった子宮を縦に切開する方法が用いられる場合がある（図2）[1]。これらの切開は十分な切開の長さを得られることに加えて、体部に浮動した児に対する介入がしやすくなるメリットがある。しかし、子宮筋の線維に対して垂直に切開を加えることになるため、次回妊娠での

子宮破裂のリスクが上昇し、経腟分娩を選択すること（trial of labor after cesarean delivery；TOLAC）はできなくなる。

いずれの切開を行う場合でも、子宮筋層は分厚く、また切開時の出血が多く視野が不良であるため、誤ってメスや鉗子で児を傷つけないよう血液を吸引しつつ慎重に切開を進める必要がある。この際に、薬物的に子宮を弛緩させることで、切開創の視野の改善や後の児娩出が容易になることが期待できる。効果の発現が早く、効果時間が3〜5分と短いニトログリセリンが用いやすい[2]。

■ 児娩出

● 浮動した児に対して

破膜を行わず羊膜に包まれたままの児を胎盤ともに一塊として娩出する（いわゆる幸帽児）ことで、児が子宮内で迷入してしまうことなく娩出することができる。術者の手を子宮体部から底部にまで挿入して胎盤および羊膜全体を子宮壁からしっかりと剥離し、児全体を押し出す、もしくは牽引して娩出する（図3）。破水後の症例であっても、同様の手技で娩出することが可能である。

ほかの選択肢として、頭位の児に対して破膜の上で児の足を把持し、児頭を子宮底部側に誘導しつつ骨盤位として娩出する方法がある。その際には、無理な児の把持や牽引による分娩時外傷や、最後に娩出される児頭の子宮筋層への嵌頓に注意を要する。

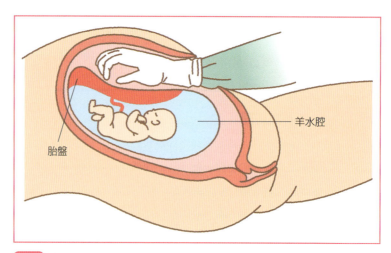

図3 幸帽児での娩出

02 早産・FGR の帝王切開術

● 深く嵌入した児に対して

　外回りの助手が腟側より手を挿入し、嵌入した児頭を押し上げて娩出しやすくする方法が多く用いられる（push method）（図4）。腟側からの押し上げに併せて術者も児の肩を子宮底部側に挙上すると、児頭の把持が容易になる。

　もう一つの方法として、術者が子宮底部に向けて子宮内に手を挿入し、児の足を把持して牽引し骨盤位で娩出する手技がある（pull method, reverse breech extraction）（図5）。この方法は前述の押し上げによる娩出に比べて子

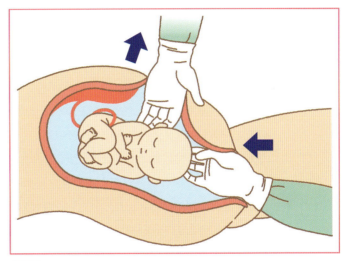

図4　腟側からの押し上げによる児娩出

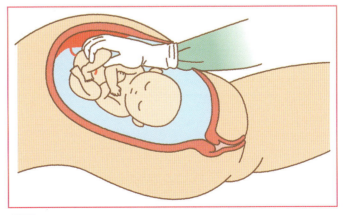

図5　Reverse breech extraction

宮切開の延長が起こりにくく、出血量が少なく輸血の頻度が低いことも報告されている[3,4]。

NICU搬送までの児のケア

■ 低体温

早産児やFGR児では体重に比して体表面積が広く、また皮膚や皮下脂肪も薄いため体温が失われやすい。出生直後の低体温は児の死亡と関連することが知られており[5]、速やかに体温の維持を図る必要がある。羊水の拭き取りやラジアントウォーマの使用などの通常処置に加えて、蘇生室全体の加温やラップでの児の被覆が必要に応じて用いられる。

■ 呼吸不全

早産児の肺ではサーファクタントの不足により、拡張や換気が十分に行えないことがある。加えて、呼吸中枢や呼吸筋が未発達なことも呼吸不全の一因となり得る。早産児において、低濃度酸素で蘇生を開始した場合と高濃度酸素で蘇生を開始した場合の児の死亡率や合併症は同等であり[6,7]、蘇生当初からの高濃度酸素の使用は勧められていない。呼吸不全の程度に応じて、持続気道陽圧、気管挿管による気道確保、呼吸器による機械換気などが用いられる。

引用・参考文献

1) Blickstein, I. Difficult delivery of the impacted fetal head during cesarean section : intraoperative disengagement dystocia. J. Perinat. Med. 32(6), 2004, 465-9.
2) Dufour, P. et al. The use of intravenous nitroglycerin for emergency cervico-uterine relaxation. Acta Obstet. Gynecol. Scand. 76(3), 1997, 287-8.
3) Berhan, Y. et al. A meta-analysis of reverse breech extraction to deliver a deeply impacted head during cesarean delivery. Int. J. Gynaecol. Obstet. 124(2), 2014, 99-105.
4) Waterfall, H. et al. Techniques for assisting difficult delivery at caesarean section. Cochrane Database Syst. Rev.(1), 2016, CD004944.
5) Perlman, JM. et al. Part 7 : Neonatal Resuscitation : 2015 International Consensus on Cardiopulmonary Resuscitation and Emergency Cardiovascular Care Science With Treatment Recommendations. Circulation. 132(16 Suppl 1), 2015, S204-41.
6) Saugstad, OD. et al. Systematic review and meta-analysis of optimal initial fraction of oxygen levels in the delivery room at ≤ 32 weeks. Acta Paediatr. 103(7), 2014, 744-51.
7) Oei, JL. et al. Higher or lower oxygen for delivery room resuscitation of preterm infants below 28 completed weeks gestation : a meta-analysis. Arch. Dis. Child. Fetal Neonatal Ed. 102(1), 2017, F24-30.

03 緊急帝王切開術・超緊急帝王切開術（グレードA）

沖縄県立中部病院総合周産期母子医療センター産科　**間瀬徳光**　ませ のりみつ
同 副院長・総合周産期母子医療センター産科　**橋口幹夫**　はしぐち みきお

はじめに

　緊急帝王切開術は、母親のみならず、関わる全ての人員に少なからずストレスが掛かるものである。「母児の救命に尽くす」、この一点で産科のスタッフに限らず、広くは病院全体のスタッフに支えられ行われているのが緊急帝王切開術である。

　近年では、より安全かつスムーズに緊急帝王切開術を施行するために、緊急度の分類を行うことで認識の共有を図ったり、院内のシミュレーションにより、いざという事態に備えることが試みられている。加えて、母児の救命後のケアなど、より広い視野による対応も求められている。

帝王切開術・超緊急帝王切開術（グレードA）の適応

　妊娠中の母児の状況は刻一刻と変化し得るものである。妊婦健診や分娩に立ち会う医療者であれば、母児の急変に出くわすことは避けられず、日常的に対応の準備を行っておくことが重要である。

　母児の急変時は基本的に急速遂娩となることが多く、鉗子分娩や吸引分娩の適応がなければ、緊急帝王切開術を行うことになる。一口に緊急帝王切開術と言っても、母児の状態が落ち着いている分娩停止の症例から、分娩まで一刻を争う臍帯脱出に伴う胎児機能不全といった症例まで幅広くあり、その緊急度の分類が試みられてきた。おのおのの施設によりグレードAからCといった3段階に分けるなど工夫が図られているが、一定の決まりはなく、英国におけるNICE（National Institute for Health and Care Excellence）の分類は有用である（表）[1]。

表 NICEのカテゴリー分類

緊急度	状　態	DDI	代表的な疾患
カテゴリーⅠ	母児の生命の危機	できる限り速やかに	・臍帯脱出 ・前置血管の破綻 ・胎児機能不全（徐脈）
カテゴリーⅡ	生命の危機ではないが母児の状態が悪化	75分以内	・常位胎盤早期剥離 ・妊娠高血圧症候群重症 ・子癇
カテゴリーⅢ	母児の状態は悪くないが早期の分娩が必要		・骨盤位の破水 ・絨毛膜羊膜炎 ・分娩停止
カテゴリーⅣ	母体と産科スタッフの状況に合わせて分娩を行う		・多胎 ・胎位異常（骨盤位など） ・既往帝王切開術後妊娠

DDI：decision to delivery interval（帝王切開術の決定から児の娩出までの時間）　　　　　（文献1を参考に作成）

　カテゴリーごとに想定される疾患を併記したが、カテゴリーⅠはまさに母児の救命のために一刻を争う事態であり、帝王切開術の決定から児の娩出までの時間（decision to delivery interval；DDI）が重要視される。適切なDDIのエビデンスはないが、胎児心拍数陣痛図において胎児徐脈を示した症例では、臍帯動脈血pHが1分ごとに0.011ずつ低下するとの報告もある[2]。カテゴリーⅠに当たる事態では、米国産婦人科学会（ACOG）[3]や世界保健機関（WHO）のPerinatal Careのガイドライン[4]において、帝王切開術の決定から手術開始までが30分以内であることが推奨されている。日本では、厚生労働省による周産期医療体制整備指針において、おおむね30分以内の対応が勧められており[5]、これらを一般に「超緊急帝王切開術（グレードA）」と呼んでいる。緊急度の分類を行うことで、産科医・助産師・看護師・麻酔科医・小児科医・手術室スタッフなど、関わるスタッフが共通認識を持てることの意義は大きい。

　総合周産期母子医療センターである当院は、昨今ではグレードによる分類ではなく、麻酔科医や手術室スタッフへ「超緊急帝王切開です。全麻です。手術室へ直行します」あるいは「緊急帝王切開です。1時間以内にお願いします」

03 緊急帝王切開術・超緊急帝王切開術（グレードA）

と具体的に許容できるDDIを伝えている。当院では超緊急帝王切開術用に手術室を常時1部屋空けている。少し猶予のある緊急帝王切開術であれば、DDIに応じて他科の予定手術を遅らせるなどの調整が行われる。これらは、麻酔科医・手術室スタッフ、そして他科との信頼関係の上で成り立っており、産科医も正確なDDIを伝えることに特に注意している。このように施設ごとに対応は異なり、母児のためにどうしたら最も効率的になるかという点において、協力体制を構築していくことが重要である。

緊急帝王切開術の決定後の動き

　緊急帝王切開術を決定した場合、基本的にはその決定した産科医がリーダーとなる。少しでも早く、安全に手術室に出発できるよう、まず行うべきはマンパワーの確保である。産科医・助産師・看護師を速やかに集め、どのような症例か、何をすべきか、といった情報の共有を行う。共通認識を持った上で、助産師か看護師にサブリーダーを置き、産科医と助産師・看護師が、それぞれの指示系統で速やかに業務を進めていく。産科医は、本人・家族への病状説明と、緊急帝王切開術の同意を得て、麻酔科医・手術室スタッフ・小児科医への連絡、手術に向けた各種のオーダーと指示を行う。

　当院では、超緊急帝王切開術において、同意書の作成・署名の時間がないときには、本人への口頭での説明と同意により手術は施行可と判断している。手術に携わらない産科医が家族に説明し、手術終了後にあらためて本人へ詳しい説明を行うとともに、同意書への署名を得ることにしている。

緊急帝王切開術における必要物品

　急速輸液あるいは輸血を想定して、18ゲージ針による静脈ルートの確保を行い、必要により血液検査を施行する。母体低血圧の予防のため、乳酸リンゲル液1,000mLの全開での投与を開始する。

　バイタル測定、サージカルクリッパーによる除毛、膀胱留置カテーテルの挿入、胎児心拍数モニターの装着を行う。またチェックリストに基づいて、身

長・体重の計測、アレルギー、アクセサリーやコンタクトレンズの除去、最終の飲食時間、使用抗菌薬、血栓予防処置、手術や麻酔の同意書などを確認していく。チェックリストによる確認は時間がかかることも想定されるが、聞き漏らしがなく、速やかに確認できる点は有用である。

　超緊急帝王切開術では猶予がないため、どこを省き簡素化するかを決めておく必要がある。当院では、静脈ルートの確保と膀胱留置カテーテルの挿入のみ必須としている。膀胱留置カテーテルは膀胱を空虚にしておくことで、子宮切開が安全にスムーズに行えるためである。静脈ルートの確保と膀胱留置カテーテルの挿入に必要な物品は、外来と病棟に常備し、緊急帝王切開術に備えている。

院内シミュレーション

　手術室スタッフが夜間も常駐している施設、産科医が1名で当直をしている施設など、それぞれの施設により緊急帝王切開術への準備内容は異なる。また、緊急帝王切開術を決定した場所が産科外来か救急外来か、あるいは病棟であるのかによっても、関わる職種、動線などが異なる。超緊急帝王切開術では全身麻酔が選択されることも多く、麻酔科医や手術室スタッフにとってどのような情報提供が望まれるかなどをお互いに確認しておくことも大切である。

　いかなる状況においても、最善の治療に結び付くよう、日頃のシミュレーションは重要であり、DDIの大幅な短縮につながることが示されている[6]。シミュレーションを通して、産科以外の病院スタッフとコミュニケーションを図ることも、緊急帝王切開術への理解を広げていく上で重要である。

母親・家族へのケア

　母親は分娩に向けてさまざまなイメージを持って臨んでいるが、緊急帝王切開術はそのイメージを大きく変え、医療者も母親に十分な説明ができないまま、母児の救命に取り組まねばならないことがある。育児している母親に分娩時の気持ちを振り返ってもらい、分娩方法ごとで点数化したものが図である[7]。

　自然分娩と選択的（予定）帝王切開術とでは、それぞれの得点群の割合に大

03 緊急帝王切開術・超緊急帝王切開術（グレード A）

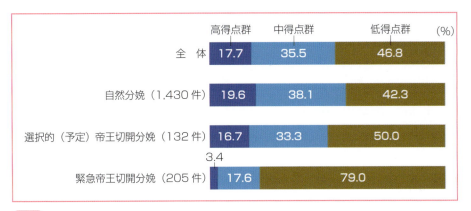

図 分娩様式別の出産体験得点

出産体験についての 5 項目の回答を得点化し、高得点群（15 点以上）、中得点群（11〜14 点）、低得点群（10 点以下）の 3 群に分けて分析。1 項目でも無回答・不明の人は除く。
（　）内はサンプル数。
(文献 7 より引用)

きな違いは見られないが、緊急帝王切開術においては、低得点群が圧倒的に多くなっている。予想もしなかった展開が分娩の満足度の低下につながっていることが示唆される。

医療者は、母児の救命に力を尽くすことはもちろんであるが、母親の心のケアにも配慮が必要である。術後に母親や家族に対して、分娩の経緯を丁寧に説明するとともに、心情に寄り添うことが大切である。当院では、周産期センター専属の臨床心理士を配置し、さまざまな角度からのケアに取り組んでいる。

おわりに

緊急帝王切開術では、1 分でも早く手術が行えるよう、準備物品を日頃から確認し、連絡体制・役割・動線について、関わるスタッフで共通の認識を持っていることが重要である。そのためには日頃からシミュレーションを行い、緊急時には冷静かつ着実に対応できるように準備しておくことである。スタッフ同士も声を掛け合いつつ臨機応変に連携を取りながら、母親・家族が少しでも安心して帝王切開術に臨めるよう、こまやかな心配りをしていくことが大切であろう。

引用・参考文献

1) National Institute for Health and Care Excellence. Caesarean section. Clinical guideline. 2011.
https://www.nice.org.uk/guidance/cg132/resources/caesarean-section-pdf-35109507009733 ［2017. 10. 23］
2) Leung, TY. et al. Urgent cesarean delivery for fetal bradycardia. Obstet. Gynecol. 114(5), 2009, 1023-8.
3) Bloom, SL. et al. Decision-to-incision times and maternal and infant outcomes. Obstet. Gynecol. 108(1), 2006, 6-11.
4) American Academy of Pediatrics. et al. Guidelines for Perinatal Care. 7th ed. 2012.
http://simponline.it/wp-content/uploads/2014/11/GuidelinesforPerinatalCare.pdf ［2017. 10. 23］
5) 厚生労働省. 周産期医療体制整備指針. 2010.
http://www.mhlw.go.jp/file/05-Shingikai-10801000-Iseikyoku-Soumuka/0000096051.pdf ［2017. 10. 23］
6) Nielsen, PE. et al. Effects of teamwork training on adverse outcomes and process of care in labor and delivery：a randomized controlled trial. Obstet. Gynecol. 109(1), 2007, 48-55.
7) 持田聖子. はじめての妊娠・出産と親準備. 第2回妊娠出産子育て基本調査（横断調査）報告書. ベネッセ次世代育成研究所. 2013.
http://berd.benesse.jp/jisedai/research/detail1.php?id=3316 ［2017. 10. 23］

Memo

04 帝王切開術から子宮全摘出術への移行

沖縄県立中部病院 副院長・総合周産期母子医療センター産科　**橋口幹夫**　はしぐち みきお

はじめに

　帝王切開術から子宮全摘出術への移行は、緊急的または計画的に行われる。最も多く遭遇するのは、産後出血に際し子宮温存を試みる止血術が不成功に陥った場合や、子宮破裂などの分娩外傷の止血・根治目的で行われる緊急的なケースである。

　計画的には、前置癒着胎盤の予定帝王切開術後や、まれであるが妊娠合併子宮頸がんⅠ期の帝王切開分娩後に行われることがある。

　当然であるが、あらかじめ、経過、準備された症例と緊急で行われた症例とでは、母親の背景や全身状態、術後のケア、母親の心理が異なるため、その対応にも違いが生じる。

帝王切開術から計画的および準緊急子宮全摘出術への移行

　帝王切開術施行率が漸増する昨今は、それに伴って次回妊娠での癒着胎盤、前置胎盤の合併が増加している。

　特に癒着胎盤の場合、半数以上は分娩直後に子宮摘出が必要になり、また前置胎盤の場合、5％程度は分娩直後に子宮摘出を行うリスクが存在する。通常、既往帝王切開術で前置胎盤が合併している場合、その既往帝王切開術回数が増加すると癒着胎盤のリスクも増加する（表1)[1]。

　前置癒着胎盤の術前診断、特に癒着の程度を判断するのは必ずしも容易ではなく、児娩出後に判断を余儀なくされることも少なくない。前置癒着胎盤の場合、通常、予定帝王切開術直後に一期的に子宮全摘出術を行う場合と、数日から数週間後に行う二期的な場合がある。

表1 帝王切開術回数と前置癒着胎盤合併率

帝王切開術回数	前置癒着胎盤合併率（％）
初回	3
2回	11
3回	40
4回	61
5回、またはそれ以上	67

（文献1を参考に作成）

表2 子宮全摘出術への移行の主たる理由

計画的および準緊急子宮全摘出術	緊急子宮全摘出術
・前置癒着胎盤 ・子宮頸部進行がん	・癒着胎盤（子宮体部着床胎盤で術前に評価困難な例） ・子宮破裂（破裂部修復困難な例） ・帝王切開術に伴う子宮筋腫からの出血 ・子宮血管の破断による出血（骨盤嵌入児頭の娩出に伴う子宮壁切開創部の破断） ・薬物、輸血療法でコントロールが困難な子宮出血（弛緩出血・子宮型羊水塞栓症）

帝王切開術から緊急子宮全摘出術への移行

　予定または緊急帝王切開術から緊急子宮全摘出術へ移行する場合には、不測の事態に陥って救命目的で子宮全摘出術を選択することが多い。従って、周術期の合併症も加わることが多い。原因となる疾患は、弛緩出血による大量出血や子宮破裂、子宮壁切開創部破断、子宮体部の癒着胎盤、子宮型羊水塞栓症などがある（表2）。

術前の準備

　計画的な子宮全摘出術であれば、通常の術前評価や検査に加え、他科との協

04 帝王切開術から子宮全摘出術への移行

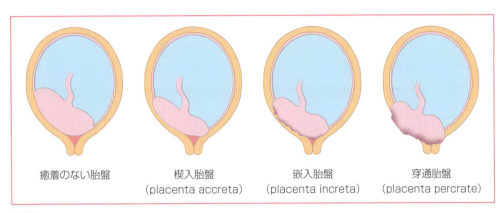

図 癒着胎盤の分類 （文献2より引用改変）

癒着のない胎盤　楔入胎盤（placenta accreta）　嵌入胎盤（placenta increta）　穿通胎盤（placenta percrate）

働による治療・管理を行うこともあり、術前のカンファレンスなどで治療計画や分担作業の確認を行う。放射線科・泌尿器科・麻酔科・集中治療室・新生児科などとの事前打ち合わせを行い、必要なら他科と母親や家族との打ち合わせを調整する。

術前に総腸骨動脈バルーンカテーテル留置、尿管ステント留置、輸血（自己血貯血も含む）、術中自己血回収、人工呼吸管理、児のNICU管理、授乳介助（ICUにおいて）なども確認する。

母親のリスク評価と管理方針

■癒着胎盤の存在とその癒着の程度

胎盤の癒着の程度（楔入胎盤［placenta accrete］、嵌入胎盤［placenta increta］、穿通胎盤［placenta percreta］、図）が高度であればあるほど、手術の難易度が上がり、合併症も増加する。

■妊娠・分娩週数

前置癒着胎盤では、児の肺成熟を促した後、妊娠34週ごろに早めに帝王切開術を行うことがあるため、NICU側と調整が必要なことがある。

■合併症の有無

内科的合併症、妊娠高血圧症候群、血栓症のリスクなどがあれば、周術期の

管理だけでなく、術後の病棟管理にも影響を及ぼすため、注意する。

■ 術後の管理

術中の出血量と合併症（膀胱損傷、尿管損傷）の有無によって、術後管理の観察事項が複雑化するので、あらかじめ術者との打ち合わせが必要なことがある。

■ 授乳・搾乳

出血量が少なく合併症もない子宮全摘出術後は、通常の帝王切開術後と同様の適応で授乳を行う。大量出血や合併症発症例、ICU管理例は、母親の状態に応じて授乳や搾乳を開始する。

■ メンタルサポート

術前に、不安神経症などの何らかの既往があるか否かの情報を得て、術前・術後のメンタルサポートを計画する。

術後の対応・管理

■ 帝王切開術後に緊急子宮全摘出術へ移行した場合の家族への対応

あらかじめ、子宮摘出術の可能性が説明されていた場合でも、救命目的で子宮全摘出術へ移行した場合、母体の全身状態は重篤な状況に陥っている可能性が高く、術者や主治医からあらためて家族へ子宮全摘出術の必要性を説明・確認することがある。助産師は説明時に可能な限り立ち会い、家族の不安や動揺を和らげるよう努める。

また、医療行為に対する疑問・不満が家族側から出る可能性があり、傾聴するだけでなく記録を取り、主治医へ伝える旨を話す。チームとしての統一した治療方針を正しく説明するため、安易に単独で判断した即答は控える。家族からの質問事項は、確実に責任者へ伝えることのみ返答することが望ましい。

■ 術式による対応・管理

- 子宮全摘出術（total hysterectomy）か子宮腟上部切断術（subtotal hysterectomy）か

妊娠子宮頸管は、非妊娠時に比し術中の確認が困難な場合が多い。時に子宮動脈切断部位の高さで子宮腟部を残して子宮体部を摘出することもある。また、重篤な全身状態（循環動態不安定、凝固障害）に陥っている場合、摘出止血を

04 帝王切開術から子宮全摘出術への移行

速やかに行う目的と、尿管やそのほかの臓器の損傷を回避するために子宮腟上部切断術を選択することがある。術後の管理は、子宮頸管の残存有無で特に変更することはないが、一般的に重篤な症例に子宮腟上部切断術を選択することが多いので術後管理も重篤例として対応することになる。

■ 術後管理

　循環動態、呼吸機能、凝固障害の有無、合併損傷（膀胱・尿管・腸管）の有無により術後管理を行う場所（ICU、MFICU）や観察項目が決まる。子宮は摘出しているので、帝王切開術後の子宮収縮に関する観察は当然不要である。

①**集中治療**：スワンガンツカテーテル、人工呼吸管理などが必要な場合、通常、ICU で専属スタッフが管理することが一般的であるが、施設によっては、MFICU など周産期の集中治療・観察室で行うこともある。

②**バイタルサインの観察**：バイタルサインを経時的に観察・記録する。

③**尿量・性状の観察**：フォーリーカテーテルの蓄尿バッグの尿量、尿の性状（色調など）を確認する。離床に伴って尿管ステントと同時に抜去することが多いが、膀胱損傷や尿管損傷修復後は 10 日前後留置し、膀胱造影後に抜去を決定する。

④**出血状態の観察**：腟からの出血を観察する（漸減か漸増なのか）。

⑤**排液の観察**：ドレーンチューブの排液（腹腔内の出血、膀胱・尿管損傷修復部のインフォメーションドレーンなど）を観察する。

⑥**留置物による出血・血栓の有無の確認**：動脈塞栓術に用いたカテーテルシース刺入部の出血、血腫形成の有無や膝窩動脈、足背動脈の拍動（血栓の有無）を確認する。

　前置癒着胎盤例では、施設によっては、子宮全摘出術前に総腸骨動脈にバルーンカテーテルを留置し、摘出時の出血軽減目的に併用することがあり、施設の留置管理方針を確認する。

⑦**骨盤内圧迫止血**：子宮全摘出術後の骨盤腔からの静脈性持続出血が、凝固障害などでコントロールできない場合、ガーゼを複数丸めて滅菌ビニール袋に梱包し、経腟的に牽引しながら圧迫止血することがある。

⑧**腹部創部の観察**：重度の凝固障害を来した症例では、閉腹後の腹壁創部からの出血や皮下・筋膜下血腫が発生することがあり、経時的に観察する。軽微な

ものであれば自然止血するが、時に再開腹・止血を行うこともある。また、術直後の急速な腹部膨満や外出血を伴わない頻脈・低血圧は、腹腔内出血や後腹膜出血を疑う必要がある。

⑨**術後発熱の有無の確認**：術後発熱は、緊急子宮全摘出術では高頻度に発生する。予防的抗菌薬の投与は術後 48 時間使用され、合併する感染症に応じて投与期間・種類が決められる。

⑩**静脈血栓予防**：血栓症のリスク分類によって予防策が講じられる。

⑪**術後の経口摂取開始**：腸管損傷などの合併がなければ、通常の子宮全摘出術後に準じて水分から経口摂取が開始される。嘔気・嘔吐、腸管拡張に伴う腹部膨満を認めれば、イレウスの可能性を考え、経鼻胃管の留置が検討される。

⑫**授乳**：産後出血、子宮全摘出術後でも、全身状態が許すのであれば授乳は禁忌ではない。ICU などで抜管前であれば搾乳を行うこともあるので、ICU スタッフと連携し介助する。低出生体重児出産例では、治療管理上、母乳投与が児にとって必要なことであり、早期の搾乳などの乳房管理をサポートするため助産師が出向き、ICU スタッフと調整を行う。大量出血後に Sheehan 症候群（分娩後下垂体機能低下）を来すことがあるため、乳汁分泌の状態を医師と情報共有する。

⑬**メンタルサポート**：生命の危機を脅かすほどの重篤な状態を経験し、ICU 入退室、子宮喪失、低出生体重児出産、術後の回復、授乳や育児の不安など、精神的な負荷が産後・治療後も持続するため、いわゆる産褥精神疾患罹患のハイリスク群である。退院後、助産外来などで面談し、必要に応じて臨床心理士や精神科受診へ導く。

⑭**家族のサポート**：パートナーの生命危機を経験し、そのリアルな内容について医師や医療スタッフから説明を受け、また治療方針の同意などを求められた経験により、退院後の母親に接する中で家族もうつ状態に陥ることがある。外来では母親自身だけでなく、その家族の心理的な状態にも配慮し、状況確認を行う。本格的なサポートが必要と判断したら、主治医らと協議する。

04 帝王切開術から子宮全摘出術への移行

おわりに

　帝王切開術後に子宮全摘出術へ移行する母親は、通常の帝王切開術後に比し、身体的・精神的な負担が重い。入院加療中は、重篤な全身状態に対して複数科の協働で集中的に治療を行う。母親の状態・情報・訴えの共有や調整は重要である。産褥期も母親は自らの回復だけでなく、授乳など育児の負荷が持続する。精神科的・内分泌科的なアプローチも必要なことがあり、術後も長期的に関わりを持つことが大切と思われる。

助産師の対応ポイント！

産後子宮全摘出術を受けた母親の看護

　児と対面できたうれしさの中、突然「子宮全摘出術」を告げられたときの動揺は計り知れないものである。「私はどうなるの？ もう子どもは産めないの？ 一人っ子になっちゃうの？ 夫に申し訳ない」などの罪悪感、「私はもう女性でないの」などの喪失感は時間の経過とともに募っていく。だからこそ、母親個々に合わせた心のケアをゆっくり時間をかけて対応する必要がある。助産師だけでなく臨床心理士との面談も重要な心のケアの一つである。

　処置や治療に集中していると、母親や家族への説明や配慮が遅れがちである。母親や家族に不安を与えないように声掛けを行うなどの配慮が必要である。

　説明し、同意を得たからといって、「理解し納得しているから終了」ではない。医療者は、時間を追うごとに募るボディーイメージの変化への想いを考慮する必要があり、不用意な発言や行動は避けるべきで、母親や夫の喪失感・悲観の感情を表出できるよう援助する。また、病状説明の際も、できる限りその場に立ち会い、母親・夫の反応を確認しながら対応していく必要がある。

（沖縄県立中部病院総合周産期母子医療センター周産期・MFICU 師長、助産師　大城まゆみ）

引用・参考文献

1) Silver, RM. et al. Maternal morbidity associated with multiple repeat cesarean deliveries. Obstet. Gynecol. 107(6), 2006, 1226-32.
2) 橘大介. 前置胎盤（特集：病態生理・保健指導・分娩管理　事例で学ぶハイリスク妊娠3ステップ）. ペリネイタルケア. 34(6), 2015, 553-7.

Memo

05 母体急変時対応と妊産婦死亡の場合の対応

りんくう総合医療センター産婦人科 部長 **荻田和秀** おぎた かずひで

はじめに

　日本の分娩件数を年次推移で見ると減少傾向であるが、帝王切開分娩の占める割合は増加傾向である。帝王切開分娩は経腟分娩に比し、出血量が多いことが知られ、産科危機的出血は現在日本の母体死亡の23％（母体安全への提言2015）を占めている。諸外国でも、母体死亡率は経腟分娩が10万分娩につき0.2であるのに対し、帝王切開分娩は10万分娩につき2.2であるとの報告がある[1]。

　帝王切開分娩時の大量出血による緊急事態に関しては、前置胎盤症例や分娩前に診断されていた常位胎盤早期剝離時など、ある程度予見され得るものもあるが、羊水塞栓症や癒着胎盤、弛緩出血などは分娩前に予見することは困難である。また麻酔の合併症で呼吸不全やアナフィラキシーショックを起こすこともあり、帝王切開分娩時は特に急変に対する準備が必要といえる。

　この項では、起こり得る急変への対応と、不幸にして妊産婦死亡を来したときの対応について述べる。

母体急変時の対応

　妊婦や産婦の急変では、まず「早い覚知」が最も大切である。「おかしい」と感じれば何らかの問題が生じていないかwork upを始めるべきであり、ややオーバートリアージであっても「第一印象」を大切にすべきである。第一印象は患者にタッチング（循環の確認）、声掛け（意識・気道の確認）を行い、胸郭の動きを見て（呼吸の確認）、生命の危険に結び付く徴候の有無を確認するものであり、この一連の確認で「心肺蘇生のABC」について問題がないかどうかがチェックできているはずである。

ABCとはすなわち、

A：airway 気道

B：breathing 呼吸

C：circulation 循環

を指す。

　ここで異常があると判断すれば、basic life support（BLS：一次救命処置）に従って蘇生を行うが、

1）助けを呼ぶ

2）酸素投与（できればリザーバー付きマスクで10L/分）

3）モニター装着

4）ルート確保（できれば複数のルート）

を考慮するべきである。

　胸骨圧迫は、位置・深さ・速さ・リコイルが適正であることを常に意識して行う。妊娠20週以降の妊婦の場合、臍上に達する妊娠子宮により横隔膜が挙上し、心臓の位置が通常より高いことを想定し、胸骨圧迫の位置は通常（胸骨の下半分）よりもやや高めで設定する。また、仰臥位においては、妊娠子宮により下大静脈が圧排され、循環の改善を阻害するため、人員に余裕があれば、用手的に子宮左方移動（もしくは体幹部の左側傾斜）を行うとよいとされている[2,3]。エビデンスレベルを考慮して、われわれは3人目の蘇生者が来たときに左方移動を開始することとしている（図）[4]。

　このようなときには自動体外式除細動器（automated external defibrillator；AED）の使用が有用である。AEDは、心停止傷病者において、電気ショックが必要なECG（心電図）リズムかどうかを自動的に診断するとともに、必要な処置を音声やディスプレイにより指示してくれる医療機器であり、準備ができ次第電源を入れ、後はAEDの指示に従うとよい。準備時間が同じであれば、AEDの代わりにマニュアルの除細動器を利用してもよい。AEDの使用そのものや電気ショックの強さは非妊時の成人と同じでよいことを蘇生に当たる者同士で共有しておくべきである。

　なお、妊婦の急変時初期蘇生については日本母体救命システム普及協議会の成書などに詳しいので参照されたい[3]。

05 母体急変時対応と妊産婦死亡の場合の対応

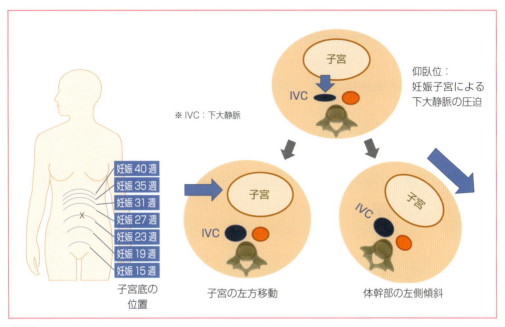

図　妊産婦の胸骨圧迫のポイント

（文献4より引用）

　日本の妊産婦死亡の原因の中で最も多いのが産科危機的出血である。処置に入る前に重要なのは早期の覚知である。産科危機的出血による心停止は分娩後30分以降から起こることが多い[5]。従って、分娩が終了してもモニターなどで監視することを怠ってはならない。

　近年、「産科危機的出血への対応ガイドライン」（最新版は「産科危機的出血への対応指針2017」）の普及でショックインデックス（shock index；SI）による重症度判定を定量的にできるようになったが、依然として産科出血は過小評価しやすい。なぜなら、ショックがより進んでから血圧が低下し始めることが多く、「SI＝1」が予想以上に重症である可能性があるからだ。ショックの早期より出現する頻脈や末梢の冷感・湿潤、不穏や生あくびなどの意識の変容を素早く覚知するための「第一印象」とルート確保などの事前の準備が重要であろう。一次蘇生が開始されれば二次蘇生をどうするかを考慮するが、自施設の能力を超えると判断される場合には、速やかに高次医療施設への搬送を考えるべきである。また蘇生セミナーや勉強会に参加し、施設内で急変のシミュレーションを行っておくことを強く勧めたい。

母体死亡時の対応

不幸にして妊産婦死亡に至った場合の対応について、以下に記載する。

■死亡診断書

2017年から死亡診断書記載がICD-10（国際疾病分類第10版）に基づく世界標準になり、産科的原因のいかんにかかわらず妊婦および産後1年未満の産婦は死亡診断書に「妊娠○○週」または「産後満○○日」と記載することになった。産科的原因には直接的産科死亡と間接的産科死亡が含まれる[6]。

■院内事故調査委員会など

妊産婦死亡そのものが医療事故ではないにせよ、紛争に発展する可能性があることからコンフリクトマネジメントとして院内事故調査委員会へ報告すべきであろう。日本産科婦人科学会・日本産婦人科医会も2016年1月発出の「医療事故調査制度における産婦人科死亡事例の報告に関する基本的な考え方」の中で「妊産婦死亡は、一部の例外を除き、ほとんどの事例は基本的に報告の対象になると考えられる」としている。この声明では報告の対象とならないものとして、①原病の進行（悪性腫瘍など）、②医療に起因するが「予期した」として説明・記録などがなされていた事例（前置癒着胎盤など）を挙げているが、同声明でも、「個々に検討を要するが基本的には報告する方向で考えた方がよい」としている。

施設の委員会で医療事故調査・支援センターへ報告がなされれば第三者委員会が立ち上がり、調査と支援が開始され、事故調査報告書が作成される。

■連絡票

妊産婦死亡の際には日本産婦人科医会と各都道府県産婦人科医会に「妊産婦死亡連絡票」を提出する。連絡票は医会へ請求するか、ホームページ（http://www.jaog.or.jp/wp/wp-content/uploads/2017/02/renraku_01.pdf）からダウンロードできる。

その後、医会より妊産婦死亡調査票が送付されるので、詳細を記入する。

■剖検・追加検査

施設での原因分析として遺族に剖検を打診すべきである。ただし、警察に不審死として届けた場合には司法解剖になる可能性があり、証拠保全としてさら

05 母体急変時対応と妊産婦死亡の場合の対応

なる検査ができなくなることに留意する。司法解剖結果は基本的には公表されないため、病理解剖をするように遺族を説得する。また、残存する血液検体などを用いての追加検査や剖検の同意が得られなかった場合にAi（autopsy imaging：死亡時画像診断）を考慮してもよいかもしれない。

検査結果や疑われる疾患については、手続きに忙殺されていても速やかにカルテに記載し、考察しておくことが望ましい。カルテ開示後のカルテへの加筆はさらなるコンフリクトの原因になり得るからである。

■ 遺族のケア

アメリカのユダヤ教聖職者グロルマンは次のように述べている。「親の死とは、あなたの過去を失うこと。配偶者の死とは、あなたの現在を失うこと。子どもの死とは、あなたの未来を失うこと」と。妊産婦死亡の現場では、現在と、もしかすると過去も未来も失った家族を目の当たりにすることになる。おそらくそのような状況では、成書にある親族の死の受容プロセスなどとは異なっているはずである。一人の担当者が抱え込むことなく対応できるように配慮すべきであろう。児死亡時の詳細はグリーフケアの項に譲る。

■ Morbidity & Mortality（合併症および死亡時）カンファレンス

院内事故調査委員会で原因分析などは行われるかもしれないが、現場にいた人間の意見や悩みを聞く機会としてM＆Mカンファレンスは重要であると考える。誰かを糾弾するカンファレンスではないが、できるだけ率直な意見を交換することで、現場の医療者が失ったものの軽重を測ることができるかもしれない。また、医療者個人や施設そのものに関して有意義な意見が出る可能性も高く、機会を見て開催を考慮されたい。

引用・参考文献

1) Clark, SL. et al. Maternal death in the 21st century：causes, prevention, and relationship to cesarean delivery. Am. J. Obstet. Gynecol. 199(1), 2008, 36. e1-5.
2) Jeejeebhoy, FM. et al. Management of cardiac arrest in pregnancy：a systematic review. Resuscitation. 82(7), 2011, 801-9.
3) 日本母体救命システム普及協議会ほか. 産婦人科必修 母体急変時の初期対応 第2版：J-CIMELS公認講習会ベーシックコーステキスト. 大阪, メディカ出版, 2017, 296p.
4) 荻田和秀ほか編. 周産期初期診療アルゴリズム：PC^3 ピーシーキューブ公式コースガイド. 大阪, メディカ出版, 2017, 128p.
5) 妊産婦死亡症例検討評価委員会／日本産婦人科医会. "2010-2014年の妊産婦死亡で事例検討の終了した213例の解析結果". 母体安全への提言 2014 Vol. 5. 東京, 妊産婦死亡症例検討評価委員会／日本産婦人科医会, 2015, 7-17.
6) 厚生労働省. 平成29年度版死亡診断書（死体検案書）記入マニュアル. 2017.
http://www.mhlw.go.jp/toukei/manual/dl/manual_h29.pdf
[2017. 9. 27]

06 グリーフケア

聖隷浜松病院総合周産期母子医療センター　今野寛子　こんの ひろこ
同産科（C5）病棟 助産師　平山亜紀　ひらやま あき

女性の悲嘆（グリーフ）に沿ったケア

　死産、新生児死亡による母親の悲嘆反応は、ショック、事実の否定、悲しみ、抑うつ、怒りなどさまざまであると報告されているが、それに加え日本人女性には自責感や罪悪感が強く、持続するという特徴があるといわれている[1]。また、母親・家族それぞれが異なったプロセスをたどることも理解し、一人一人の悲嘆に沿ったケアができるよう努めることが大切である。グリーフケアの基本的な対応について、医師・助産師の立場からそれぞれ解説する。

医師によるグリーフケアの実際

■産　前

　胎児死亡が分かった場合、死産となることが予測されるような場合には、今後の対応や医学的な方針を説明するだけでなく、母親の精神的苦痛を認識し、思いを傾聴することが必要である。流産・死産を経験したときの病院の環境・対応について、約4割の不育症女性が「良くなかった」と回答している[2]。医療スタッフから掛けられて嫌な気持ちになった言葉として、「よくあること」や「（根拠なく）大丈夫」などが挙がっており、「あまり話を聞いてくれなかったこと」や、「気持ちを理解してくれていないと感じたこと」もつらかった経験として挙げられている[2]。

　医療者は、無理に悲嘆を引き出すのではなく、ゆっくりと話を聞き、寄り添い、傾聴することで、母親本人の精神的苦痛への解決をサポートすることが必要である。

　また、入院環境にも配慮を要する。具体的には、ほかの妊産褥婦に会わないようにする、新生児の声が届かないようにするなど、状況に応じたこまやかな配慮が必要である。また、母児同室できる環境、家族で過ごせる環境、感情を

06 グリーフケア

表出できるような環境を提供することが精神的な支援へつながる。助産師、カウンセラーなどさまざまな職種からなるチームによる対応も重要である。

児との別れの時期や方法について、母親を中心として家族で決定できるよう支援する。初めて死別を経験する母親や家族も多いため、葬儀や供養についての情報を十分持っていない可能性がある。それらの方法や、それまでに児へできる思い出づくりの方法などを伝え、母親・家族の気持ちに沿った方法が選択できるようサポートする。死産・流産・早産などで子どもを失った人は、思慕対象の具現化を求めるといわれており[3]、遺品を残すことで悲嘆のプロセスが円滑に進む可能性がある。臍帯や手形・足形、写真を残すなど、具体的な方法を思い出づくりの選択肢として提案している。

■産後

児を亡くした後の母乳分泌は、最も苦しい身体的な症状の一つであるといわれている一方、「亡くなった児へ母乳をあげたい」「母乳分泌によって子どもの存在を自覚できる」と言う人もいる[1]。母乳への思いは母親一人一人異なるため、選択肢を提示した上で本人の思いを尊重した対応が必要である。

予測されていなかった新生児死亡の場合には、予測されていた死産に比べ、より複雑な悲嘆のプロセスをたどる[1]。「～していれば」という強い罪悪感や、誰かを責めたいという他罰的な欲求、無力感、焦燥感、死の意味を理解したいという欲求などを抱くといわれている[4]。それぞれの思いを表出できる機会を提供することに加え、治療への疑問や意見なども納得いくまで聞き、説明することが必要である。

また、父親、同胞をはじめとする家族の立場による悲嘆の違いも理解することが必要であり、母親のそれと一致するとは限らない[1]。場合によってはそれぞれの気持ちに違いがあって当然であることを伝え、家族が悲嘆を表現できる環境を整えながら、それぞれの思いに寄り添った支援を行う。

助産師によるグリーフケアの実際

■入院前（外来）

助産師は、医師から母親に処置や分娩についての説明があった後に、母親の

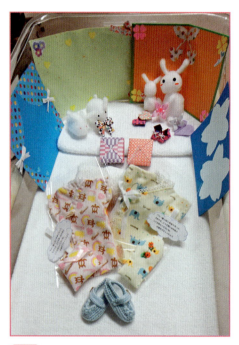

図 グリーフケアのための手作りの物品

気持ちや受け止め状況、児に対する思いを確認する。児のためにできること（思い出づくり）や、今後必要となる物品（ひつぎや洋服など）の準備（図）、入院中の流れなどについて、オリジナルのパンフレットを用いて紹介や説明を行う。

■ 入院から分娩前

プライマリーナーシングとチームナーシングを併用し、できる限り統一したスタッフで看護できるよう配慮する。入院期間中はカンファレンスを開催し、母親や家族の思いをスタッフ間で共有しながら気持ちに沿った支援ができるよう努める。

また担当スタッフの支援として、関わりの中でつらいことや困っていることを出し合いフィードバックすることで、精神的なフォローにつなげている。

分娩に至るまで母親や家族の思いを確認し、タイミングを見ながら児との思い出づくりの方法や児が生まれた後の面会・同室・授乳などについて情報提供する。さまざまな理由で、入院までに夫婦や家族で十分に話ができていない場

06 グリーフケア

合には、スタッフが家族調整を行い話し合う場を設ける必要がある。

■ 分娩時

痛みの恐怖を緩和させるため、処置には必ずスタッフが付き添うとともに鎮痛薬の使用を医師と相談する。分娩は母体のリスクや状況を考慮し安全に終了することを優先させるが、分娩に伴う痛みや恐怖を助長させたり冷たい印象を与えないよう配慮する。希望があれば夫の立ち会い分娩やカンガルーケアを実施する。

■ 分娩後

児を一人の人として尊重して扱い、生児と同様にコットに休ませ、母親や家族の希望に合わせた面会や母児同室を実施する。家族の夜間付き添いも可能であり、家族の時間を十分に持てるよう配慮する。沐浴の実施や授乳、手形・足形を取る、家族写真を撮るなど、親として「児にしてあげたいこと」を十分に行えるような支援に重点を置く。医師から乳汁分泌抑制薬について説明はするが、内服の有無は母親の希望に合わせ、乳房トラブルが起こらないよう注意し観察する。

退院指導では、病棟助産師による電話訪問や検診時の面接について案内するとともに、院内外の専門相談窓口について紹介し、継続的な支援が受けられるよう情報提供する。

■ 退院後

入院中に希望した電話訪問や検診時の面接は、なるべく担当助産師が実施できるよう配慮する。その中では、気持ちの変化や家族との関係、日常生活への適応状況などを確認する。

また、産後6カ月程度を目安に絵はがきを送るなど、グリーフを経験した母親が孤立しないよう配慮が必要である。

● 事 例 ●

背 景

Aさん、30歳代、1経妊0経産（流産1回）、不妊治療歴あり、婦人科疾患の既往あり。

経　過
　妊娠分娩管理目的にて紹介初診にて来院した。妊娠中期より子宮腺筋症による疼痛コントロール不良、炎症反応上昇を認め入院加療となった。退院後は妊婦健診にてフォローしていたが、妊娠28週で子宮内胎児死亡（intrauterine fetal death；IUFD）と診断された。妊娠29週、誘発分娩のため入院。誘発分娩を試みるが、子宮腺筋症のためスムーズに児の下降が得られず、母体発熱と炎症反応の上昇から子宮内感染を疑い子宮切開による死児娩出となった。術後イレウスを発症したが軽快し、術後8日に児の見送り、埋葬を行った。術後12日で退院となった。

看　護
　長年の不妊治療の後、妊娠したが、突然の胎児死亡となり精神的ショックが大きく、自身の病気のせいで胎児死亡となったのではないかと自責の念が常にあった。Aさんが今まで妊娠継続のために頑張ってきたことを認め、自身を責める必要はないことを伝えた。
　親にとって子どもは未来の希望である。多くの期待や願いが一瞬にして絶たれたとき、その喪失感や絶望感は計り知れない。子どもを亡くしたことへの悲しい気持ち、認めたくない気持ち、しかしどこかで現実であると受け入れなければならないと思っている気持ちなど、多くの感情の間で揺れ動く。この不安定な感情を閉じ込めることなく全て表出し、十分に悲しみ、心置きなく見送ってあげることができるよう、母親や家族を支援していった。
　子どもを亡くしたというつらく悲しい現実に立ち止まったままになるのではなく、次の一歩を踏み出せるような看護を大切にしている。

引用・参考文献

1）片岡久美恵ほか．"流産死で大切な子どもを亡くした人へのケア"．グリーフケア：死別による悲嘆の援助．東京，メヂカルフレンド社，2012，129-54．
2）齋藤滋ほか．反復・習慣流産（いわゆる「不育症」）の相談対応マニュアル．平成23年度厚生労働科学研究費補助金（成育疾患克服等次世代育成基盤研究事業）「地域における周産期医療システムの充実と医療資源の適正配置に関する研究」．2012．http://fuiku.jp/common/pdf/manual.pdf［2017．10．13］
3）宮林幸江ほか．"失った家族構成員と死別悲嘆"．愛する人を亡くした方へのケア：医療・福祉現場におけるグリーフケアの実践．名古屋，日総研出版，2008，126．
4）J・W・ウォーデン．"喪の過程における4つの課題"．悲嘆カウンセリング：臨床実践ハンドブック．山本力監訳．東京，誠信書房，2011，33-55．

第4章 最新手術

01 EXITによる胎児治療

大阪母子医療センター産科 医長　山本　亮　やまもと　りょう

EXITの概要と適応

■ EXITとは

　EXIT（ex utero intrapartum treatment）は帝王切開術によって児の一部を娩出し、臍帯を切り離さず胎児・胎盤循環下に児への治療を行う手技である。通常の帝王切開術では子宮切開の後に胎児と胎盤をなるべく速やかに娩出するが、EXITでは児の一部（主に頭頸部）のみを子宮の外に出し、児の体幹と胎盤は子宮内に保ったまま帝王切開の術野で児の治療（主には気管挿管や気管切開による気道の確保）が行われる（図1）。

　術野での胎児モニタリングや治療、母体の出血コントロールおよび全身管理などを必要とする特殊な手術であり、産婦人科・新生児科・小児外科・麻酔科などの医師、助産師、手術部看護師、臨床工学技士など多職種間での連携が重要である。

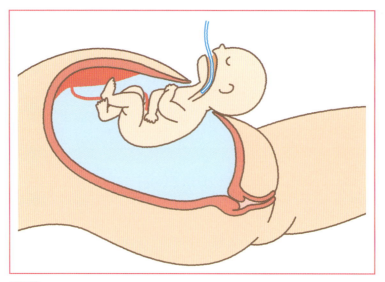

図1　EXITの模式図

01 EXIT による胎児治療

■ EXIT の適応

　胎児は胎盤を通して母体から酸素を受け取っており、子宮内では気道や肺は呼吸器としては機能していない。分娩と同時に気道および肺によるガス交換が開始されるが、種々の胎児疾患によって出生直後から児の正常な呼吸が妨げられることがある。このような疾患のうち、気道の閉塞を来す頭頸部腫瘍（頸部奇形腫、上顎体など）、先天性上気道閉塞（congenital high airway obstruction syndrome；CHAOS）、小顎症などにおいて EXIT が適応となる[1〜3]。EXIT を行うには綿密な準備が必要であるため、出生前に診断がされていることが前提となる。

EXIT の実際

■ 術前準備

　実際の手術の前に、各職種の役割と配置、想定されるトラブルへの対応、必要物品の準備などを話し合っておく必要がある。当センターでは EXIT のマニュアルを作成し（図2）、関連する全職種が参加するシミュレーションを行っている（図3）。多くの人員や物品が必要となるため予定手術で行うことが望ましいが、適応となる胎児疾患では羊水過多を伴うことも多く、切迫早産による緊急手術を余儀なくされることもある。その際にどのくらいの時間的猶予があれば EXIT が可能か、各部署と決定しておくことが望ましい。

　以下に、当センターでの EXIT の手順を示す。

■ 手術手順

①手術は全身麻酔で行う。これは、子宮を持続的に弛緩させ、児の一部が娩出された後も胎盤が剥離しないようにするためである。

②開腹は通常の帝王切開術と同様に行う。必ずしも下腹部正中切開である必要はなく、下腹部横切開でも十分な術野が確保できる。

③児が頭位であれば子宮下部横切開を行い、胎胞を露出させる。児が骨盤位の場合では、経子宮的に外回転術を行い、児を頭位に変換する。気道確保の処置中、子宮切開創は開いたままとなり母体の出血が増える一因となるので、この時点で適宜、縫合止血を行っておく（図4）。

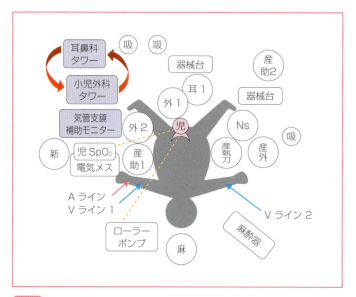

図2 人員と物品の配置図

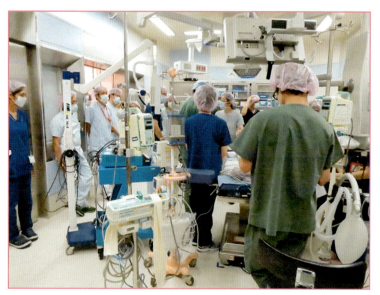

図3 手術室でのシミュレーション

01 **EXIT による胎児治療**

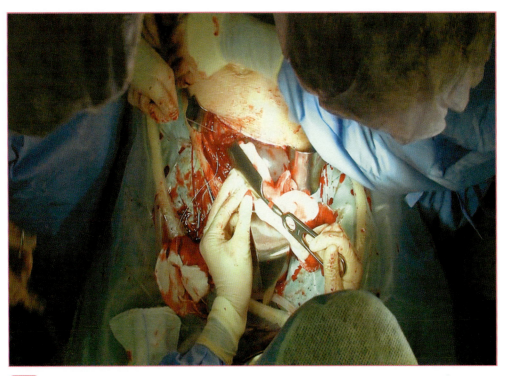

図 4 胎児頸部奇形腫の症例
子宮切開を行い、胎胞を露出させたところ。切開部の出血点を縫合止血している。

④止血が完了したら破膜し、気道確保の処置に必要な部分まで児を娩出し、体幹は子宮内に保つよう児を把持する。子宮内に羊水注入用のカテーテルを挿入し、加温した生理食塩水を持続的に注入して羊水腔を保つ。

　児のモニタリングのため、SpO_2（経皮的酸素飽和度）モニターを児の上肢に装着する。また経子宮超音波検査で、児の心拍数および胎盤の状態（剝離の徴候など）を評価する（図 5）。

⑤直視下もしくは気管支鏡下での気管挿管や、気管切開などを行い児の気道を確保する（図 6）。バッグ換気による胸壁の挙上や CO_2 ディテクターで気道確保が確認できた場合や、児の心拍異常・胎盤の剝離などが生じ EXIT の継続が困難と判断された場合には、速やかに臍帯を切断して児を娩出する。

⑥全身麻酔に伴う弛緩出血に注意し、通常の帝王切開術に準じて子宮縫合および閉腹を行う。

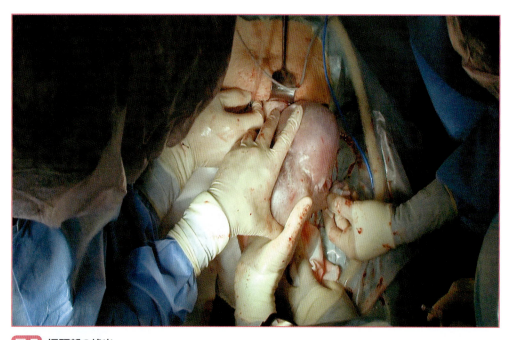

図5 児頭部の娩出
児の頸部までが腹腔外に娩出されている。右手にはSpO₂モニターが装着されている。

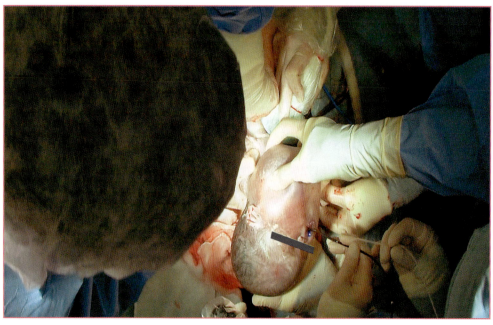

図6 気管支鏡を用いた気道確保

01 EXITによる胎児治療

助産師の役割

　助産師は産科チームの一員として術前のカンファレンスおよびシミュレーションに参加し、手術の全体像を把握しておくことが求められる。実際の手術に当たっては、当センターではEXIT開始後のタイムキーパーと、新生児治療の補助を主に担当している。

　EXITの対象となる疾患は気道という生命に直結する臓器の疾患であるため、気道の確保が困難であった場合には出生後まもなく不幸な転帰をたどることがある。その際、母体は全身麻酔のため児の看取りに立ち会うことができない可能性がある。当センターでも、巨大な頸部腫瘍のため気道確保ができず、出生後まもなく新生児死亡となった症例が経験されたが、麻酔から覚めた母体が児に面会したのは死亡確認の後であった。退院後も悲嘆の状態が長く続いたが、助産師が中心となって母親と継続的な関わりを持ち、次の妊娠に向かう一助となった。

引用・参考文献

1) Baker, PA. et al. Airway management during an EXIT procedure for a fetus with dysgnathia complex. Paediatr. Anaesth. 14(9), 2004, 781-6.
2) Crombleholme, TM. et al. Salvage of a fetus with congenital high airway obstruction syndrome by ex utero intrapartum treatment (EXIT) procedure. Fetal Diagn. Ther. 15(5), 2000, 280-2.
3) Liechty, KW. et al. Intrapartum airway management for giant fetal neck masses : the EXIT (ex utero intrapartum treatment) procedure. Am. J. Obstet. Gynecol. 177(4), 1997, 870-4.

02 死戦期帝王切開術

りんくう総合医療センター産婦人科 部長　**荻田和秀**　おぎた かずひで

はじめに

　帝王切開術は経腟分娩が不可ないしは児にとって極めて危険なときに「経腹的に」胎児を娩出する方法で、「全ての帝王切開術は胎児のための手術である」ということができる。しかし唯一の例外があり、それが死戦期帝王切開術（周死期帝王切開術、perimortem cesarean delivery；PMCD）である。

　PMCDは心肺停止（CPA）妊婦を蘇生する手段の一つであり、児を娩出させることで循環血流量を増加させ母体蘇生率を上昇させる一助となる。この際、母体循環の改善のための帝王切開術であるから、胎児の生死は問わないところが特殊である。妊娠中のCPAは3万分の1の確率で発生するといわれており、その特殊な病態に遭遇することは極めてまれであるといえるが、いったん発生した場合の対応策を理解しておくこともまた、重要である。

PMCDの変遷

　一般的な心肺蘇生法が確立されたのは1961年であり、妊産婦蘇生が登場したのはその30年後である。現在ではエビデンスに基づいたガイドラインがAHA（American Heart Association：米国心臓協会）、ERC（European Resuscitation Council：ヨーロッパ蘇生協議会）、RCOG（Royal College of Obstetricians and Gynecologists：英国産婦人科学会）においてそれぞれ作成されており、妊産婦の身体的、解剖学的変化から、一般的な蘇生法をモディファイする必要があるとしている。

　2010年の「心肺蘇生と緊急心血管治療のための科学と治療の推奨に関わる国際コンセンサス」（Consensus on Science with Treatment Recommendations；CoSTR）変更以降、各ガイドラインは、妊娠20週以上の妊婦において、通常のCPR（cardiopulmonary resuscitation：心肺蘇生法）で自己心拍が再開しない場合にはCPAから4分以内にPMCDを行い、5分以内に児を娩出するべき

としている（Class Ⅱ b から 2015 年に Class Ⅰ へアップデートされた）。

日本でも 2014 年の『産婦人科診療ガイドライン：産科編 2014』に初めて、4 分を超えて蘇生に反応しない場合には PMCD を考慮した対応を行うと記載された。

4 分ルール：その根拠

CPA から 4 分以内の PMCD を推奨しているのは、以下に示す総説に基づいている。Katz らによるレビューでは、1875～1985 年における PMCD はガイドライン時代以前の症例であるため、大部分は PMCD 施行時に CPR が施行されていなかった[1]。1986～2004 年における報告をひもとくと、全例で PMCD 前に CPR が施行されていた。PMCD により母体の循環に悪影響はなかったが、CPA から PMCD までの時間によるアウトカムは児のみに関して述べられている。つまり、4 分ルールはもともと児のアウトカムのみに着目したルールであり、母体蘇生に関してのエビデンスではないことに留意すべきである。

そこでこの 4 分ルールを検証するために、Einav らは 1980～2010 年の症例を検討している。94 症例中、PMCD は 91%（86 例）の症例に行われており、4 分以内の施行は 4 例、CPA から分娩までの平均時間 16.6 ± 12.5 分であった[2]。54.3% の母体が生存退院しているが、神経学的予後が良好であったのは 9.8% であり、母体の予後予測因子は院内発生であることと、10 分以内に PMCD を行うことであった。児に関しては 84 症例を検討し、CPA からの時間は生存児（14 ± 11 分）、死亡児（22 ± 13 分）であった。単胎生存率 63.6%、うち神経学的予後が良好は 26%、多胎生存率 63.1%、うち神経学的予後が良好は 58.3% であり、児の予後予測因子は院内発生の CPA のみという結果であった。この検討からは、4 分以内に PMCD を施行するには CPA 時に手術室や ICU などの特殊な環境になければ不可能であり、母体の予後が改善する可能性があるとすれば CPA 後 10 分以内でもよいのではないかとされている。

まとめると、良好な予後を得るためには、4 分間の通常の CPR で自己心拍再開が認められない場合には PMCD を行うべきであり、その場合には CPA から 10 分以内に児の娩出を行う体制を構築することが妥当と考えられる。文

献的に見ても、PMCD は産科・救命科・麻酔科・新生児科などの総力戦といえる。

PMCD の実際

当院では母体循環改善のための PMCD を過去 2 例行い、1 例目は母体・胎児とも蘇生し得なかったが（白血病が原因の血球貪食症候群による肺多発塞栓）、2 例目は母児ともに救命し得たので、ここに提示する。

■症 例

29 歳、初産婦。既往歴：なし。

現病歴：切迫早産・低カリウム血症にて前医クリニックで入院加療中であった。

妊娠 36 週 5 日、突然の痙攣様発作から CPA 状態となり、救命救急センターに搬送となった。救急隊到着時の波形は Vf（心室細動）、来院時の波形は心静止であった。CPA から 30 分以上経過していたが、来院時の超音波で胎児心拍が認められた。

搬入から 3 分で PMCD を決定し、搬入から 19 分後に経皮体外循環（VA-ECMO）の導入を完了し、21 分後に PMCD 開始、23 分後に 2,000g の児を Apgar スコア 1 分値 1 点 / 5 分値 4 点で娩出した。児娩出後、子宮からの出血が制御できず子宮摘出術を施行し、ガーゼパッキングの後一時閉腹して ICU 管理とした（図）。

入室後も著明な出血傾向から再開腹止血術および再ガーゼパッキングを要し、血液凝固障害に対しては輸血による補充療法を行った。第 3 病日に大動脈内バルーンパンピング（IABP）を導入し、第 5 病日に根治的閉腹を行い、第 9 病日に VA-ECMO 離脱可能となった。脳神経系への後遺症は残るものの呼吸器を離脱し、リハビリ病院への転院を経て自宅退院となった。

児に関しても経口哺乳可能となり自宅に退院可能となった。児は産科医療補償制度を申請し脳性麻痺と認定されたが、現在自宅で成育中である。

■PMCD 成功のための必要条件とは？

妊婦の CPA は前述のごとく、確率は低いながらいかなる産科施設でも起こり得る。その原因にもよるが、CPA 発生時は妊婦であっても速やかな胸骨圧

02 死戦期帝王切開術

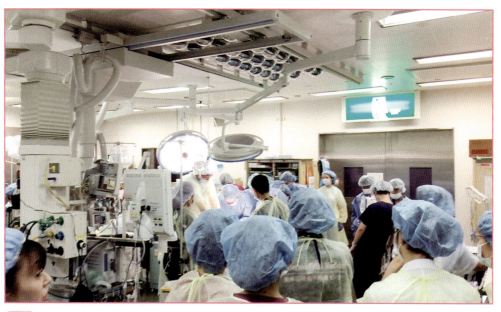

図 死戦期帝王切開術の現場（搬入〜VA-ECMO 装着時）
救急救命士、救急医、産科医、新生児科医、助産師、看護師、臨床工学士など多科多職種のスタッフが蘇生を行っている。

追開始がその予後を左右する。

　では、質の高い BLS（basic life support：一次救命処置）の施行後4分たっても心拍が再開しないなら、ガイドラインを厳格に適応してその場で PMCD を行うべきであろうか？ われわれはそれを否と考える。PMCD は心拍再開を目的とする処置であるから、心拍再開後に起こり得る問題への備えなしでは行うべきではないからだ。それはすなわち、産褥出血（post-partum hemorrhage；PPH）への対処であり、不安定な全身状態を段階的に改善するダメージコントロールサージェリー（damage control surgery；DCS）の準備である。準備なしでの PMCD はそれ自体が妊産婦死亡の原因となり得るからである。従って、一次医療施設や救命医の居ない二次医療施設で発生した妊婦の CPA は、根拠の薄い4分ルールに拘泥することなく高次医療施設への搬送を考慮すべきであると考える。

施設の能力を考慮した off the job training を

　PMCDは本当に母体の救命率を上げることができるのだろうか？ Katz らはそもそも CPA に陥る時点で致命的とさえ論じている。確かに過去の報告症例からは、神経学的予後に問題なく生存退院できるのは 1 割に満たない。それでも PMCD は CPA 妊婦の最後の砦であり、唯一の救命手段であるともいえる。当院産婦人科では定期的な救命科、麻酔科、新生児科との院内シミュレーションを通じてメンタルモデルを共有し、PMCD が確実に施行できるよう工夫してきた。

　妊婦の CPA と新生児蘇生が自施設で完結できないと考えられたなら、質の高い蘇生処置を行いながら躊躇することなく高次医療施設へ搬送し、搬送を受け入れる高次医療施設では PMCD を迅速に行えるように、普段から自らの施設の能力に応じた off the job training を行っておく必要があると考える。

引用・参考文献

1) Katz, V. et al. Perimortem cesarean delivery：were our assumptions correct？ Am. J. Obstet. Gynecol. 192(6), 2005, 1916-20.
2) Einav, S. et al. Maternal cardiac arrest and perimortem caesarean delivery：evidence or expert-based？ Resuscitation. 83(10), 2012, 1191-200.
3) 荻田和秀ほか編. "死戦期（周死期）帝王切開シミュレーションガイド". 周産期初期診療アルゴリズム：PC³ ピーシーキューブ公式コースガイド. 大阪, メディカ出版, 2017, 95-106.

メディカの書籍

臨床助産テキスト

好評発売中

編集　公益社団法人日本看護協会 常任理事　福井 トシ子

いま助産師は正常からの逸脱を防ぎ、質の高い助産ケアを提供するため、助産実践能力のさらなる強化を図る必要に迫られている。日々発生する事象において、母子の健康と生命を守るにはまず何を考え、どこを見て、どう動くかについて、考えながら学べるように構成されたシリーズ全4巻。

第1巻　妊娠

順天堂大学医学部産婦人科学講座 主任教授　竹田 省　監修

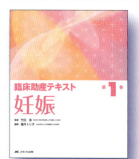

経過観察としてよいのか、直ちに医師の診察につなぐべきか？　適切な報告の仕方とは？　不妊治療を経た妊婦特有の心理とは？　妊婦の不安に寄り添うとは、具体的にはどうすることなのか？　順調に経過しているように見える妊婦に潜む危険なサインをいかに素早く正確に読み取るか、27の症例を通してその極意を解説する。

定価（本体4,800円＋税）
AB判／304頁
ISBN978-4-8404-5763-7
web T300650
（メディカ出版WEBサイト専用検索番号）

第2巻　分娩

順天堂大学医学部産婦人科学講座 主任教授　竹田 省　監修

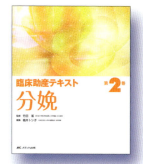

分娩期に必要な助産師の「技」とは、会陰保護のみを指すのではない。分娩遷延、難産、性器出血が止まらない、褥婦が意識を失った、そのとき直ちに打つべき手を17の症例とキーポイントで解説する。総論では「妊産婦の力を引き出す支援」「ローリスク分娩に潜む6つの落とし穴」「分娩期特有のフィジカルサイン」を紹介する。

定価（本体4,200円＋税）
AB判／208頁
ISBN978-4-8404-5764-4
web T300660
（メディカ出版WEBサイト専用検索番号）

第3巻　産褥

順天堂大学医学部産婦人科学講座 主任教授　竹田 省　監修

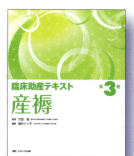

母子ともに健康な場合も、そうでない場合も、産褥期はその先に長く続いていく育児のスタート地点である。切れ目のない育児支援、虐待の防止といった観点から、母体の心身の健康保持の重要性は増している。総論および15の事例を含め、全体を通してメンタルヘルスへのサポートについて特に重点を置いた解説を展開する。

定価（本体4,200円＋税）
AB判／200頁
ISBN978-4-8404-5765-1
web T300670
（メディカ出版WEBサイト専用検索番号）

第4巻　重要な周辺知識

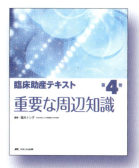

助産実践能力習熟段階（クリニカルラダー、CLoCMiP®）をはじめ、助産師のキャリアアップおよび日々の業務を安全に遂行する上で欠かせない最新の情報をまとめた一冊。また周産期関連の各種ガイドラインの成り立ちと目的、内容について、助産師がなぜ知っておかなければならないか、どう活用するかに的を絞る形で解説する。

定価（本体4,200円＋税）
AB判／240頁
ISBN978-4-8404-5766-8
web T300680
（メディカ出版WEBサイト専用検索番号）

MC メディカ出版

www.medica.co.jp

お客様センター　0120-276-115

本社　〒532-8588　大阪市淀川区宮原3-4-30　ニッセイ新大阪ビル16F

索引

数 字

1カ月健診 ······················ 153
4T ······························· 93

い・お

意識レベル ······················ 88
遺族のケア ···················· 225
一次救命処置 ·················· 222
飲水開始時期 ·················· 125
飲水と食事 ···················· 123
院内事故調査委員会 ·········· 224
悪露 ····························· 91

か

開腹 ····························· 54
下肢静脈エコー ················ 36
下肢静脈血栓 ··················· 37
下肢の運動 ···················· 188
家族への対応 ·················· 216
カテーテル抜去 ·············· 119
下腹部横切開 ··················· 54
下腹部正中切開 ················ 54
紙テープ保護 ·················· 131
間欠的空気圧迫法 ······· 113, 188
鉗子の渡し方 ··················· 71
間接介助 ························ 73
感染症 ························ 185
　　　―検査 ··················· 35
感染予防 ······················ 105
陥没呼吸 ······················ 169

き

器械出し ························ 65
　　　―教育 ··················· 73
帰室後2時間までのアセスメントとケア ························ 91

帰室後24時間までのアセスメントとケア ······················ 100
帰室後6時間までのアセスメントとケア ························ 95
帰室直後のアセスメントとケア ······························ 83
逆T字切開 ················ 57, 203
凝固系 ·························· 34
胸部X線検査 ··················· 35
局所麻酔中毒 ··················· 97
局所麻酔薬 ····················· 44
緊急帝王切開術 ·············· 207
緊急度（帝王切開術）
 ························· 12, 198, 208
筋鉤の渡し方 ··················· 71
筋肉注射 ······················ 132
筋膜下血腫 ···················· 176
筋膜切開 ························ 55
筋膜縫合 ························ 72

く

グリーフケア ·················· 226
グレードA ···················· 207
クローズド法（手袋装着） ···· 67

け

経口摂取開始時期 ············ 124
経腟超音波断層法 ············ 154
血液検査 ························ 33
血算 ····························· 33
結節縫合 ······················ 128
血栓塞栓症 ···················· 110
ケロイド予防 ·················· 128
減張縫合 ························ 63

こ

高位脊髄くも膜下麻酔 ········ 98

抗凝固療法 ···················· 188
抗菌薬 ························ 185
幸帽児 ························ 204
コウマ ·························· 46
硬膜外カテーテルの信頼性 ·· 198
硬膜外腔周辺の解剖 ········· 195
硬膜外血腫 ···················· 181
硬膜外膿瘍 ···················· 181
硬膜外麻酔 ················ 46, 199
硬膜穿刺後頭痛 ·············· 193
呼吸窮迫症候群（新生児）
 ····························· 160, 169
呼吸困難感 ····················· 49
呼吸数 ·························· 88
呼吸不全 ······················ 206
古典的体部縦切開 ············ 203

さ

在胎週数別の合併症 ········· 171
産科RRS ······················ 102
産褥骨盤内膿瘍 ·············· 184
産褥骨盤腹膜炎 ·············· 184
産褥子宮内膜炎 ·············· 184
産褥子宮付属器炎 ············ 184
産褥熱 ························ 184
産褥敗血症 ···················· 184

し

シーソー様呼吸 ·············· 169
時間尿量 ························ 85
子宮下部横切開 ·········· 57, 203
子宮筋層の切開方法 ··········· 57
子宮筋層菲薄化 ·············· 154
子宮筋層縫合 ··················· 61
子宮切開 ·············· 57, 71, 203
子宮切開創の縫合 ············· 59
子宮全摘出術 ·················· 213

子宮腔上部切断術⋯⋯⋯⋯ 216
子宮底⋯⋯⋯⋯⋯⋯⋯⋯⋯ 91
子宮内感染予防⋯⋯⋯⋯⋯ 117
子宮復古促進⋯⋯⋯⋯⋯⋯ 117
子宮縫合⋯⋯⋯⋯⋯⋯⋯⋯ 72
施行時期⋯⋯⋯⋯⋯ 8, 14, 171
自己調節硬膜外鎮痛法⋯⋯ 118
持針器の渡し方⋯⋯⋯⋯⋯ 72
死戦期帝王切開術⋯⋯⋯⋯ 238
事前検査⋯⋯⋯⋯⋯⋯⋯⋯ 33
児のアセスメントとケア⋯ 158
児の合併症⋯⋯⋯⋯⋯⋯⋯ 167
児の急変⋯⋯⋯⋯⋯⋯⋯⋯ 107
児の娩出⋯⋯⋯⋯⋯ 59, 71, 204
シバリング⋯⋯⋯⋯⋯⋯⋯ 50
児への薬剤移行⋯⋯⋯⋯⋯ 172
死亡時カンファレンス⋯⋯ 225
死亡診断書⋯⋯⋯⋯⋯⋯⋯ 224
シミュレーション
⋯⋯⋯⋯⋯ 74, 210, 234, 242
シャワー浴⋯⋯⋯⋯⋯⋯⋯ 136
集団指導⋯⋯⋯⋯⋯⋯⋯⋯ 16
手術器械⋯⋯⋯⋯⋯⋯⋯⋯ 65
手術時手洗い⋯⋯⋯⋯⋯⋯ 66
手術手技⋯⋯⋯⋯⋯⋯⋯⋯ 203
手術情報の収集⋯⋯⋯⋯⋯ 83
手術説明書⋯⋯⋯⋯⋯⋯⋯ 30
手術創⋯⋯⋯⋯⋯⋯⋯⋯⋯ 153
手術適応の確認⋯⋯⋯⋯⋯ 83
手術同意書⋯⋯⋯⋯⋯⋯⋯ 29
手術部位感染⋯⋯⋯⋯ 135, 153
出血源の評価⋯⋯⋯⋯⋯⋯ 92
術後回復能力強化プログラム
⋯⋯⋯⋯⋯⋯⋯⋯⋯⋯⋯ 123
術後の清潔⋯⋯⋯⋯⋯⋯⋯ 135
出産前教室⋯⋯⋯⋯⋯⋯⋯ 16
出産前の情報提供⋯⋯⋯⋯ 147

出生後のケア⋯⋯⋯⋯⋯⋯ 161
出生時の合併症⋯⋯⋯⋯⋯ 173
出生時の観察および
アセスメント⋯⋯⋯⋯⋯⋯ 159
出生児の状態の確認⋯⋯⋯ 84
術中出血量⋯⋯⋯⋯⋯⋯⋯ 84
術中の母体管理⋯⋯⋯⋯⋯ 81
授乳姿勢⋯⋯⋯⋯⋯⋯⋯⋯ 149
消化管合併症⋯⋯⋯⋯⋯⋯ 117
消毒⋯⋯⋯⋯⋯⋯⋯⋯ 52, 69
静脈血栓塞栓症⋯⋯⋯ 110, 187
食事開始⋯⋯⋯⋯⋯⋯⋯⋯ 126
ショックの重症度⋯⋯⋯⋯ 87
呻吟⋯⋯⋯⋯⋯⋯⋯⋯⋯⋯ 169
人工呼吸器の使用⋯⋯⋯⋯ 171
新生児一過性多呼吸⋯⋯ 160, 169
新生児蘇生⋯⋯⋯⋯⋯⋯⋯ 158
新生児低血糖⋯⋯⋯⋯⋯⋯ 171
新生児のケア⋯⋯⋯⋯ 158, 167
新生児の呼吸状態⋯⋯⋯⋯ 169
新生児の体温管理⋯⋯⋯⋯ 161
心的外傷後ストレス障害
⋯⋯⋯⋯⋯⋯⋯⋯⋯ 140, 145
心電図⋯⋯⋯⋯⋯⋯⋯ 36, 81
心肺蘇生のABC⋯⋯⋯⋯⋯ 221
心肺停止⋯⋯⋯⋯⋯⋯⋯⋯ 238
深部静脈血栓症⋯⋯⋯ 110, 187

す・せ

ステープラー⋯⋯⋯⋯⋯⋯ 129
生化学⋯⋯⋯⋯⋯⋯⋯⋯⋯ 35
性器出血⋯⋯⋯⋯⋯⋯⋯⋯ 89
セキコウマ⋯⋯⋯⋯⋯⋯⋯ 48
脊髄幹麻酔⋯⋯⋯⋯⋯⋯⋯ 42
　　　─の体位⋯⋯⋯⋯⋯ 45
脊髄くも膜下硬膜外併用麻酔
⋯⋯⋯⋯⋯⋯⋯⋯⋯⋯ 48, 199

脊髄くも膜下麻酔⋯⋯⋯ 43, 199
セキマ⋯⋯⋯⋯⋯⋯⋯⋯⋯ 42
絶飲食⋯⋯⋯⋯⋯⋯⋯⋯⋯ 40
鑷子の渡し方⋯⋯⋯⋯⋯⋯ 71
穿刺針⋯⋯⋯⋯⋯⋯⋯⋯⋯ 46
全身麻酔⋯⋯⋯⋯⋯ 42, 51, 200
全脊髄くも膜下麻酔⋯⋯⋯ 98
前置癒着胎盤⋯⋯⋯⋯⋯⋯ 213
剪刀の渡し方⋯⋯⋯⋯⋯⋯ 71
ゼンマ⋯⋯⋯⋯⋯⋯⋯⋯⋯ 42

そ

添い寝授乳⋯⋯⋯⋯⋯⋯⋯ 150
早期経口摂取開始⋯⋯⋯⋯ 124
早期警告サイン⋯⋯⋯⋯⋯ 86
早期母子接触⋯⋯ 25, 75, 148, 163
　　　─実施の留意点⋯ 76
早期離床⋯⋯⋯⋯⋯⋯⋯⋯ 116
早産⋯⋯⋯⋯⋯⋯⋯⋯⋯⋯ 202
　─児⋯⋯⋯⋯⋯⋯⋯⋯ 160
　─児の蘇生時環境設定⋯ 164
創傷治癒⋯⋯⋯⋯⋯⋯⋯⋯ 117
創痛コントロール⋯⋯⋯⋯ 17
創部⋯⋯⋯⋯⋯⋯⋯⋯⋯⋯ 92
　─感染⋯⋯⋯⋯⋯⋯⋯ 178
　─（の）ケア⋯⋯⋯ 128, 135
　─トラブル⋯⋯⋯⋯⋯ 136
　─縫合不全・離開⋯⋯ 178
蘇生用物品⋯⋯⋯⋯⋯⋯⋯ 159

た

体温⋯⋯⋯⋯⋯⋯⋯⋯⋯⋯ 88
胎児機能不全⋯⋯⋯⋯⋯⋯ 161
胎児頸部奇形腫⋯⋯⋯⋯⋯ 235
胎児治療⋯⋯⋯⋯⋯⋯⋯⋯ 232
胎児適応⋯⋯⋯⋯⋯⋯⋯⋯ 8
胎児発育不全⋯⋯⋯⋯⋯⋯ 202

胎盤娩出 …………………… 72
胎便吸引症候群 …………… 161
立ち会い分娩 ……………… 141
弾性ストッキング ……… 113, 188

ち

腟内消毒 …………………… 72
注射器の渡し方 …………… 71
腸管損傷 …………………… 182
超緊急帝王切開術 ………… 207
腸閉塞 ……………………… 190
直接介助 …………………… 65
直接授乳 …………………… 149
鎮痛薬 ……………………… 131

て

帝王切開術後血腫 ………… 176
帝王切開セット …………… 68
低血圧 ……………………… 49
低体温 ……………………… 206
適応 …………………… 10, 198, 207
手順 ………………………… 52
手袋装着 …………………… 67
デルマトーム ……………… 44
電気メス …………………… 68
点滴 ………………………… 40

と

疼痛管理 ………… 118, 128, 131
疼痛コントロール ………… 96
ドレッシング ……………… 72

に

乳幼児突発性危急事態 …… 107
尿量 ………………………… 95
妊産婦死亡 ………………… 221
　　―連絡票 ……………… 224

妊産婦の胸骨圧迫 ………… 223

は

バースプラン …………… 18, 24
バースレビュー ………… 27, 143
肺液 ………………………… 167
肺血栓塞栓症 ………… 110, 187
肺塞栓症 …………………… 187
バイタルサイン …………… 100
梅毒血性反応 ……………… 36
抜糸 ………………………… 130
母親・家族へのケア ……… 210
パルスオキシメータ ……… 81

ひ

皮下血腫 …………………… 176
非観血的血圧測定 ………… 81
悲嘆 ………………………… 226
被覆材 ……………………… 129
皮膚縫合 …………………… 72
鼻翼呼吸 …………………… 169

ふ

腹腔内血腫 ………………… 176
腹直筋鞘血腫 ……………… 176
腹壁血腫 …………………… 176
腹壁の層構造 ……………… 177
腹膜切開 ………………… 55, 70
腹膜縫合 …………………… 72
物品準備 …………………… 38
ブラッドパッチ …………… 194
震え ………………………… 50
分娩後出血 ………………… 93
分娩様式別の出産体験得点 ‥ 211

へ・ほ

閉創の手順 ………………… 130

閉腹 ………………………… 61
剖検・追加検査 …………… 224
膀胱損傷 …………………… 182
保健指導 …………………… 16
母子同室 ………………… 104, 148
母子分離 …………………… 106
母体急変時対応 …………… 221
母体適応 …………………… 8
母体背景 …………………… 38
母乳育児 …………………… 164
　　―支援 ………………… 145
　　―成功率の向上 ……… 105
　　―に与える影響 ……… 147

ま

埋没縫合 …………………… 129
麻酔 ………………………… 42
　　―合併症 ……………… 180
　　―法 …………………… 14
　　―法の選択 …………… 199
　　―方法の確認 ………… 83
　　―薬 …………………… 44
麻薬 ………………………… 46

む・め・ゆ・り・れ

無痛分娩からの移行 ……… 198
メイヨー台 ………………… 70
メスの渡し方 ……………… 71
メンタルサポート ‥ 139, 165, 216
輸液管理 …………………… 97
癒着胎盤 …………………… 215
リクライニング授乳 ……… 150
離床 ………………………… 118
連続縫合 …………………… 129

欧文

ALTE ……………………… 107

INDEX

AMPLE ……………………… 39	J 字切開 ………………… 57, 203	pull method ………………… 205
AVPU ………………………… 89	laid-back breastfeeding …… 150	push method ………………… 205
biological nurturing ………… 150	L 字切開 …………………… 57	RDS …………………… 160, 170
BLS ………………………… 222	MAS ……………………… 161	reverse breech extraction … 205
CPA ………………………… 238	Maylard 法 ………………… 56	side-lying position ………… 150
CSEA …………………… 48, 199	NCPR ……………………… 158	sleeping baby ……………… 161
DDI ………………………… 208	NICE のカテゴリー分類 …… 208	SpO$_2$ ……………………… 88
DVT …………………… 110, 187	NICU 入院 ………………… 170	SSC …………………… 148, 163
ERAS ……………………… 123	OMI ……………………… 102	SSI …………………… 135, 153
EXIT ……………………… 232	PCEA ……………………… 118	TOLAC …………………… 154
FASO ………………………… 93	PDPH ……………………… 193	TTN …………………… 160, 169
FGR ………………………… 202	PE ………………………… 187	U 字切開 ………………… 57, 203
HBs 抗原 …………………… 36	Pfannenstiel 法 …………… 56	VBAC …………………… 154
HCV 抗体 …………………… 36	PMCD ……………………… 238	Virchow の 3 徴 …………… 110
HIV 抗体 …………………… 36	PTE …………………… 110, 187	VTE …………………… 110, 187
In-Out バランス …………… 95	PTSD ………………… 140, 146	
Joel-Cohen 法 ……………… 56	PUBRAT …………………… 86	

●読者の皆様へ●

このたびは本増刊をご購読いただき、誠にありがとうございました。編集部では、今後も皆様のお役に立てる増刊の刊行を目指してまいります。つきましては本書に関する感想・提案などがございましたら、当編集部までお寄せください。

術前・術中・術後のアセスメント＆ケアを時系列で網羅！
帝王切開バイブル

PERINATAL CARE ペリネイタルケア

THE JAPANESE JOURNAL OF PERINATAL CARE

2018年新春増刊（通巻485号）

2018年 1月15日　第1版第1刷発行
2023年12月10日　第1版第7刷発行
定価（本体4,000円＋税）

● 乱丁・落丁がありましたら、お取り替えいたします。
● 無断転載を禁ず。

編　著	村越　毅
発行人	長谷川 翔
編集担当	光嶋やよい・福嶋隆子・有地 太・里山圭子
編集協力	加藤明子
発行所	株式会社メディカ出版

〒532-8588　大阪市淀川区宮原3-4-30
　　　　　　 ニッセイ新大阪ビル16F
○編集　　　TEL 06-6398-5048
○お客様センター　TEL 0120-276-115
○広告窓口／総広告代理店(株)メディカ・アド
　　　　　　 TEL 03-5776-1853
e-mail　perinatal@medica.co.jp
URL　　https://www.medica.co.jp

組　版	株式会社明昌堂
印刷製本	株式会社シナノパブリッシングプレス

本誌に掲載する著作物の複製権・翻訳権・翻案権・上映権・譲渡権・公衆送信権（送信可能化権を含む）は株式会社メディカ出版が保有します。
JCOPY〈(社)出版者著作権管理機構 委託出版物〉
本書の無断複写は著作権法上での例外を除き禁じられています。複写される場合は、そのつど事前に、(社)出版者著作権管理機構（電話 03-5244-5088、FAX 03-5244-5089、e-mail：info@jcopy.or.jp）の許諾を得てください。

ISBN978-4-8404-6225-9　　　　　　　　　　　　　　　　　　　　　Printed and bound in Japan